郭贞卿炳烛医话集

张斯特　主编

编委（按姓氏笔画排序）

李蜀岚　杨知予　张　蕾　张传贤

张斯杰　张斯特　郭桐翔

人民卫生出版社

·北　京·

图书在版编目（CIP）数据

郭贞卿炳烛医话集 / 张斯特主编 . -- 北京 ： 人民卫生出版社，2024. 9. -- ISBN 978-7-117-36876-6

Ⅰ. R249. 7

中国国家版本馆 CIP 数据核字第 2024YS7000 号

人卫智网	**www.ipmph.com**	医学教育、学术、考试、健康，购书智慧智能综合服务平台
人卫官网	**www.pmph.com**	人卫官方资讯发布平台

郭贞卿炳烛医话集
Guo Zhenqing Bingzhu Yihua Ji

主　　编：张斯特
出版发行：人民卫生出版社（中继线 010-59780011）
地　　址：北京市朝阳区潘家园南里 19 号
邮　　编：100021
E - mail：pmph @ pmph.com
购书热线：010-59787592　010-59787584　010-65264830
印　　刷：廊坊一二〇六印刷厂
经　　销：新华书店
开　　本：710×1000　1/16　印张：12
字　　数：203 千字
版　　次：2024 年 9 月第 1 版
印　　次：2024 年 10 月第 1 次印刷
标准书号：ISBN 978-7-117-36876-6
定　　价：56.00 元

打击盗版举报电话：**010-59787491**　E-mail：WQ @ pmph.com
质量问题联系电话：**010-59787234**　E-mail：zhiliang @ pmph.com
数字融合服务电话：**4001118166**　E-mail：zengzhi @ pmph.com

郭贞卿序

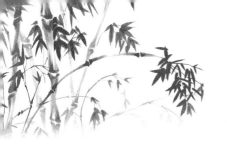

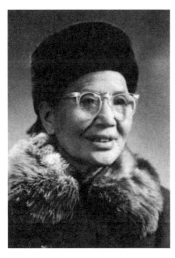

时年九十岁

今之求长寿良方者众矣，多以追求运动、饮食、药饵，以吾体验而言，这些都是登堂而未入室的东西。一个人能力和成就有大有小，无妨。岂能尽如人意？但求无愧我心！只要有不欺天地之心，存不损人之追求，斯乃长寿之中流砥柱。何也？中医认为神养为上，半夜不心惊也。

吾今年逾九旬，谈数十年学医、行医之得失，是因一生酷爱祖国医学仁术之故；此亦吾至今食眠正常，且能读书诊病，提笔处方，从不扶杖之健康长寿原由也。

俯仰无愧天地，自能静心读书、修德、养生，不知老之将至。小孙斯特、斯杰将吾侪平时断续谈论探讨，整理成册。昔师旷有言："少而好学，如日出之阳；壮而好学，如日中之光；老而好学，如炳烛之明。"故吾名之曰《郭贞卿炳烛医话集》。

吾年耄矣！拙作倘有益于中医学之探讨，有助于同道临床参阅，则幸甚。

郭贞卿
一九八三年元旦

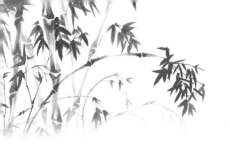

郭剑华序

我家世代业医，郭贞卿老中医是我的亲姑婆，又是在学术上对我影响最大的人。我家祖父辈是郭氏医家第四代传人，兄弟姊妹六人，其中四人皆谙医道，且均为川南地区名中医。

姑婆郭贞卿善于运用药物及非药物综合治疗中医内、外、妇、儿科等疑难杂症，因疗效卓越而盛名四川，为蜀中女名医。姑婆常教导我们："一个好的中医师不仅要具有深厚的中医基本功，即有药内功夫，还应具备一定的药外功夫，只有两种功夫有机结合治疗疾病才会有好的疗效。"姑婆对疾病要广开治路的学术思想直接影响我的临床思维，对我以后从事筋伤病症的综合治疗，充分发挥中医药内和药外疗法的优势，提高临床疗效起到了极大的指导作用。

姑婆自幼聪颖过人，在当地享有才女之称。悬壶行医多年后，又到成都求学于四川国医学院。因与晚清状元骆成骧是亲戚，故寄住在骆状元家里，与状元家眷同院，不仅为状元府家眷治病，因为疗效好也常为状元所交往的社会名流诊治疾病。

姑婆国学基础深厚，得国医学院李斯炽、邓绍先等诸师指点，又每能举一反三，由此及彼，受到师生们的称赞。在成都求学期间，眼界大开，不但学技日益精进，而且学术思想也发生了极大变化。后来，姑婆在家传医学基础上逐渐形成自己天地人食、精气神形的整体学术观和药物、砭术、针灸、推拿、导引多宝合璧的治疗术。

姑婆一生，较多新颖独到的理法、振聋发聩的见解。她长期研习中医典籍及四书五经、庄子、老子等学说，并用于探索医学实践中的各种情况，逐渐形成了自己的一家之学。她的学术思想虽然独特，但却不是纸上谈兵的东西。以郭贞卿砭术为例，其在理法方器上，都自成体系，对很多难症痼疾，如小儿脑瘫、低智、阿尔茨海默病、帕金森病、中风偏瘫、截瘫、面瘫、脑萎缩等，都有很好的疗效，而郭贞卿砭术也仅仅是她学术体系中属于医技类的一个部分而已。姑婆对很多中医非药物疗法，不仅对其具体方式方法多有发展和创新，而且在理论上悟出不少由技入道的东西，用于指导临床，能大幅度提高疗效。姑婆在疗效方面，不仅重视即时、近期效果，更重视远期、长久效果。所有效果都以尽可能合于天道、人道为目标，因此她对道法自然，尽物之性，裁成辅相，赞天地之化育，多有体悟。

姑婆一生，医术高超，临证七十余年，每起沉疴痼疾，救人无数，医德高尚，获得广大人民群众的热爱。她出殡时，自发送葬人群达数里之长，一路之上，不断有人向灵车上撒纸，以示哀悼。

所喜的是，姑婆的学术思想在我和斯特表弟这两个支脉中都得到了传承和发展，并造福于广大患者，这足以告慰她老人家的在天之灵了。

博济生堂第六代传承人、全国首届名中医　郭剑华
于重庆传承工作室
2019 年 10 月 28 日

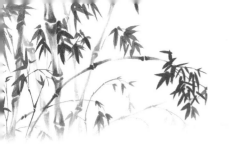

前　言

　　我的曾祖母郭贞卿医师(1892—1983)，出生于中医世家，为四川百年博济生医学世家卓越的学术传承和发展人之一。自幼随父学医，年未及笄即能代父诊疾，被乡里视为奇女子。她有四个优越之处：一是世代业医，有丰富的家族学术积累，在此基础上，中年又求学于四川高等学校(今四川大学前身，骆成骧任校长)、四川国医学院(今成都中医药大学前身，李斯炽任院长)，研习医学及国学，不断深化进取；二是早慧，读书识字从私塾四书五经和抄方开始，乡里有"才女"之称，勤学不辍，如饥似渴，曾自行借贷于乡贤，以为外出读书之资，一时成为佳话，十九岁毕业于成都淑行女师后，便在家乡女子师范学校授地理、化学、国文等课，后因求诊者日众，只好弃教行医；三是幼年跟拳师习武有年，体魄健壮，八十多岁才离开工作岗位，直到年逾九旬仍精神矍铄，满头青丝，目明耳聪，咀嚼无碍，思维敏捷，步态轻盈，行动灵活，从不扶杖，每日仍要诊病临证；四是临床七十余年，见识既广又勤于思考，故而学验俱丰，每多独到见解。基于此，曾祖母形成了自己一套既行之有效又颇为独特的理法。晚年著述较多，正式出版有《郭贞卿医论集》《郭贞卿医论医话集》等书，并发表论文数十篇。

　　曾祖母除精于内、妇、儿科内治诸法外，也长于砭术、针刺、灸疗、推拿、外用药物等外治诸法，尤以砭术、一指禅推拿和点穴为绝。临证常内外合治，屡起沉疴痼疾，救人无数。四川五老中清末状元骆成骧，翰林院国史馆编修、监察御史赵熙及四川武备学堂教官王伯乔等都为她书写过博济生堂匾额。骆成骧虽然是文状元，晚年却热衷讲武，积极倡导"强国强种"的体育运动。受骆、王影响，曾祖母对武术理论亦多有涉猎，并将其融入医术。她创制的砭术疗法及砭木健身术，融汇了医学、武学及导引按跷术，公之于众后，在学术界引起了较大反响。1987年四川电视台曾为砭木疗法^①录制专题片,在西南五省市区获奖后,又于1990年获首届中国中医文化博览会(国家中医药管理局主办)神龙杯优秀奖。她的砭术疗法不仅在国内外许多学术会上得以交流,还被国内外很多大型学术专著收载。

从我记事起,每天看到的都是熙来攘往的病人前来求治,常见病人对疗效之神奇的惊讶感叹。这些情形一直影响着我,使我对中医有无比深厚的感情,至今曾祖母诊治时全神贯注的精神情态仍然历历在目。

曾祖母极为强调学医的核心,在于要站在理论的高度上去把握临床。多年来,在对曾祖母学术思想和临床经验的继承和实践中,我也深切领悟到学术理论具有巨大的确切的价值,不是临床经验可以替代的。不仅如此,临床经验也唯有借助理论方可升华而举一反三,促进理论进一步的发展。

中医也只有理论上有所突破,方能在疗效上发生质变。这是曾祖母一贯强调坚持的重要思想,在这本医话中她也从多种角度上对此予以阐述。

何绍奇先生建议父亲谨遵曾祖母的学术理念,努力从理法方技器等方面去全面系统传承、完善、发展郭贞卿砭术疗法,形成系统的专业著作,这是一件功德无量的事情。此书早在1987年前完成初稿提纲,1988年春节何绍奇先生满怀感情地为此作序,并对该稿提出了不少的设想和建议,希望能充分反映郭贞卿大夫的学术思想和临床经验,及后辈人的传承发展。故此书留于临床打磨至今尚未出版。

在父亲的悉心指导下,我们在治疗小儿脑瘫、中风偏瘫、小儿低智、精神发育迟缓、面瘫、老年痴呆、脑萎缩、痉挛性斜颈、帕金森病、截瘫、颈腰椎疾病等慢性难症痼疾方面取得了很好的效果,也由此让我们对中医树立起无尽的信心。

如今,我致力于传承家传医学之衣钵,将曾祖母遗稿予以补充、编排、整理,诚望家族珍贵的经验和智慧结晶能妥帖留存与传播。于传承之途,以敬畏之心探索中医的深邃,持虔诚之态践行中医的使命,此乃我矢志不渝的人生志向。捧读此稿,感触良多,敬陈心迹,以作前言。

博济生堂第七代传承人　张　蕾

于成都龙泉驿张斯特砭术诊所传统砭术非遗工坊

二〇二三年

---

① 注:砭木疗法是郭贞卿砭术疗法木质工具部分。

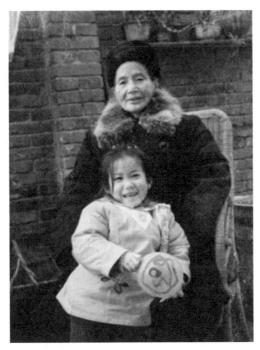

我（张蕾）与曾祖母郭贞卿在大院的日子

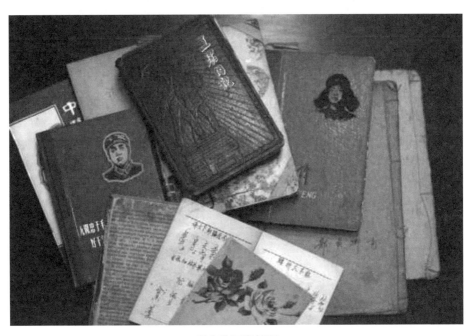

郭老的医学笔记

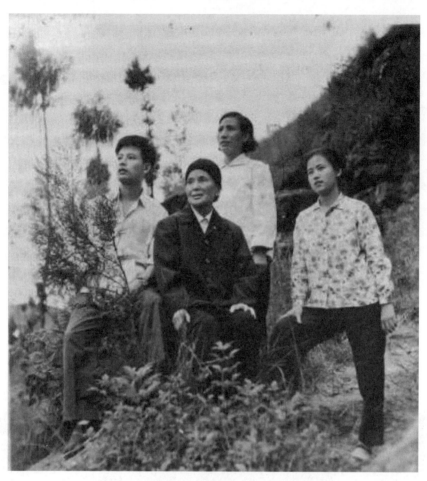

父亲、姑姑、奶奶跟随曾祖母郭贞卿上山采药认药

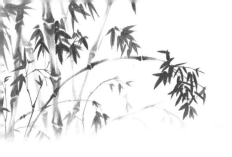

目 录

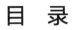

壹 功夫在医外

陆放翁论诗云:"诗为六艺一,岂用资狡狯,汝果欲学诗,功夫在诗外。"早年读此,不甚了了,阅历多了,方才逐渐有所省悟。以此而论医,我感到医病的不少功夫,须在医药知识之外去探求。这些功夫的深浅,又直接影响到疗效的好坏。比如治慢性病,拟定出优良的处方以后,守方服用直至痊愈是取得最终成功的关键,不能守,就不能竟其全功。细读历代名家医案或医话,那些一代名师如孙思邈、李东垣、张从正、王孟英等等,都曾有仰天慨叹之时,痛惜病家未能笃定信念,致使正确的治疗举措难以贯彻。另一方面,我们也常见前人为坚持正确的治疗措施,与各种干扰因素作积极斗争而取得胜利的情形,如王孟英治感冒一案,"比孟英往诊,而群贤毕至,且见北涯求神拜佛,意乱心慌,殊可怜悯。欲与众商榷,恐转生掣肘,以误其病,遂不遑谦让。援笔立案云:病既久延,药无小效,主人之方寸乱矣。予三疏白虎而不用,今仍赴召诊视者,欲求其病之愈也。夫有是病,则有是药,诸君不必各抒高见,希原自用之愚"(《回春录·伏暑》)。王孟英终以此"肠热胆坚"之语,赢得了正确治疗措施之贯彻,使得沉疴获愈。王氏慷慨激昂的言行和胆识,绝非单纯攻读医药书籍就可获得,此中功夫实源于医药之外。

的确,治病要想取得较好的疗效,不单是治疗正确与否的问题,在治疗过程中,疾病的发展和病人能否较好地与医生配合,要受到诸多方面的影响。王孟英治疗吴翁氏一案后曾总结其中的一些关系,他认为"若病家不笃信,医者不坚持,旁人多议论,则焉克有济耶? 然非乃媳前车之鉴,亦未必遽尔任贤不二也"(《回春录·湿温》)。其中医者之坚持、病家之笃信、旁人之议论,以及前车之鉴等,均属医生诊病处方用药之外的事情,然而这些都直接关系到治疗效果的优劣。由此可见,能不能开出切合病情的处方,是医生技术水平高低的体现,此功夫在医内。而能不能贯彻并坚守正确的治疗措施,使疾病顺利地朝着有益方向发展,其中功夫,又实实在于医外。作为一名良医,不能不研究和提高这方面的功夫,以提高疗效,减轻病人苦痛。

张仲景在《伤寒论》的序言中言:"观今之医,不念思求经旨,以演其所知,各承家技,终始顺旧,省疾问病,务在口给,相对斯须,便处汤药,按寸不及尺,握手不及足，人迎趺阳，三部不参，动数发息，不满五十，短期未知决诊，九候曾无仿佛，明堂阙庭，尽不见察，所谓窥管而已。夫欲视死别生，实为难矣。"孙思邈亦曾道："世有愚者，读方三年，便谓天下无病可治；及治病三年，乃知天下无方可用。故学者必须博极医源，精勤不倦，不得道听途说而言医道已了，深自误哉。"李中梓《医宗必读》专篇论及了"不失人情"这一问题，对病人之情、旁人之情、医生之情三者论述颇详，深研其中弊病，颇值得一读。李氏列举种种人情世故后言道："圣人以不失人情为戒，欲令学者思之慎之，勿为陋习所中耳。虽然，必期不失，未免迁就。但迁就既碍于病情，不迁就又碍于人情，有必不可迁就之病情，而复有不得不迁就之人情，且奈之何？故曰：戛戛乎难之矣。"这些无奈的两难之境，临床医生常常会遇到，倘若不与李氏所举种种陋习劣俗作斗争，且努力提高临证艺术，就会"有碍病情"，影响治疗效果。

应诊上与患者沟通各种问题，前人从多种方层面皆曾有过论述，特别在经史子集、笔记野史等典籍中，更能得见对这些医外功夫与疗效关系之披露剖析。此类问题已涉及读书方法、治学态度、医疗道德、社会风俗、人情世故等范畴，所以都可以说是医外的功夫，而这些功夫的深浅，又直接影响到医疗技术水平的发挥和提高。早在《黄帝内经》(以下简称《内经》)中就把人的生命与疾病现象置于天地人的三才系统中予以考察，研究人的疾病与健康离不开天地四时阴阳。疾病与健康不是人体的孤立事件，而是与天地人系统的运行息息相关。所以《素问·气交变大论》云："夫道者，上知天文，下知地理，中知人事，可以长久。"对医家的技能提出极高的要求。故我认为，如果要学医，功夫在医外，医外之功夫，岂可不注意研究哉！实际上，天文、地理、人事，均属中医的基本功夫，可惜因种种缘由，现在的中医就只知道用药用针为医，所以不得已我才强调"医"外功夫。但愿有朝一日能恢复中医的本来面目。

贰　我的基本学术观点

我认为生存着的人,也即是具有生命活动的人,主要分为功能活动和物质基础两个方面。而物质基础这方面可以再进行一分为二,如图1所示。

$$
\text{有生命活动的人}
\begin{cases}
\text{物质基础}
\begin{cases}
\text{营卫气血津液} \\
\text{精、元气、真} & \begin{cases} \text{阳气(元气、真气)} \\[4pt] \text{阴精(营、卫、血、精、液)} \end{cases} \\
\text{气、形态实体}
\end{cases} \\[20pt]
\text{功能活动(一切具体的生命活动,如消化吸收、水液代谢、} \\
\qquad\qquad \text{自调自控等)}
\end{cases}
$$

图1　人生命活动的要素

凡具有生命活动的人,其功能活动是靠人之形态实体在与分为阳气和阴精两个部分的物质基础相互作用下产生和维持的。这里有几个需要进一步加以说明的观点。

1. 人体内的阳气和阴精都是物质,阳气和人体功能活动不能等同到合二为一的程度。

2. 阳气和阴精以及人体形态实体任何一方受损,都将影响到人体相应的功能活动的减弱,也就是说:对人体功能活动发生直接影响的是以上形态实体、阴精和阳气三方共同作用而产生的,而不是仅仅阳气一方。

3. 同理,阳气、阴精和形态实体三方,都可以通过各自的途径和方式去增强或减弱人体的功能活动。

关于中医治疗,我认为大体不外三个方面:其一祛邪气;其二为纠正人体功能活动障碍;其三为补充物质基础和修补形态实体。中医八法,也即是说一切常法和变法,就本质而言,都不外乎从上述三个方面入手,以达到邪去正安,让人体生命活动重新恢复新的动态平衡。这里需要加以强调说明的是:所谓邪气,是人体正气与各种因素相互作用时,未能正常维持生命活动,并在力图恢复正常过程中,所产生的种种问题,并非西医所认定的病因和病理产物等所能涵盖,也不是自然界中的风寒暑湿燥火。所谓功能障碍,是指升降出入失去常态以及正气自我调整时所出现的过激或不足的反应,也即是阴阳不协调。

物质基础的作用,大致可以分为三个方面。其一滋养充实形体。其二润泽保护形体。这两类物质属阴,它们间接地维持人体之气的活动。其三直接作为人体功能活动的能源,这类物质属阳。

人体的功能活动主要为脏腑经络之气的活动,其活动主要表现为气机和气化活动。将食物中的营养物质,转化为人体内的物质基础,以供输布全身,并将废物排出体外,以及物质基础之间的相互转化等活动为气化。而物质基础在人体中升降出入流通,以维持人体物质基础的动态平衡活动则是气机。所以,临床上是通过饮食纳化、大小便、汗液、鼻涕、唾液、眼泪等的代谢,以及营血流动等情况去了解人体功能活动正常与否。临床的诊断和治疗都是以这些具体变化为依据的。

中医治病的本质在于协助和协调气机气化正常运转,促使患者凭借自身的能力和途径去化解疾病,此乃赞天地之化育;反对运用医源性手段去包办或另辟蹊径去取代人体自身能力和途径去对抗、消除症状。中医的一切治疗手段都要着力于患者本身的气机气化上,要依势用巧力帮助正气达到阴阳自和的目的。所谓巧和势,就是要四两拨千斤,而不是千斤对千斤地硬拼对抗。

以上为我的学术基本观点,我的理论研究和临床实践都是以这些基本观点为核心。这本医话所讨的各种问题,也是这种源之流。

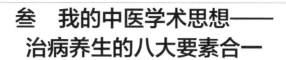

叁 我的中医学术思想——治病养生的八大要素合一

我一贯认为,疾病的发生、发展及其预后不是一个自我的、封闭的过程,而是与外在的天、地、人、食和人体内在的精、气、神、形有着密切的联系。并由此形成了我的理论八大要点。

一、对内以精、气、神、形为四大核心

人的健康要得到保证,就人体内部而言,其核心在于精、气、神、形四者之间处于一种常阈状态下的动态平衡才能得以实现。兹就四者的概念、功用简述于下。

1. 精　即中医学所谓的物质之气、血、津、液、先后天之精、水谷精微等物质之总括。就其在人体中的功用,大体可分为三大类别。第一类是营养之精:其中一部分起充实、润泽、滋养形体的作用;另一部分则是作为人体机能活动的能源。第二类是调控之精:一部分能调控人体生长发育及病理修复过程中关乎形体的调控物质,各种先后天畸形就是这类精的质或量出现问题的结果;另一部分则是起着调控人体各式各样机能活动作用的物质,现代医学所谓的内外分泌物质即属此范畴。第三类就是生殖之精。如图2所示。

精 {
营养之精:滋养润泽形体(阴)
　　　　各种机能活动的能源(阳)
调控之精:形体生长、发育、病变修复
　　　　调控各式各样机能运动
生殖之精
}

图2　精包含的内容

2. 气　包括中医学中有关机能的全部内容,是人体的一切机能活动,也即生命活动的总称。人之任何形态的实体,都会有相应的机能活动。因此,都有相应的气存在。我非常重视现代医学对人体各类形态实体功能的认识,并运用中医学的理论去指导辨证论治,对它们加以调整,使之"阴平阳秘"。我认

为只有不断吸取现代医学对人体各类形态实体之功能认识,才能丰富中医学对气认识的深度和内容,才能提高中医的临床和理论水平。另外,真元之气,是生命的原动力,是神的原动力。

3. 神 一是指人的精神状态、心理活动、情感、智能、思维、意志、意念、意识、直觉、悟性、灵感等。二是指人体一切生命活动发生、发展、变化的一种内部调控能力的主宰。中医神的概念还包含另一方面的含义,那就是整个人体生命活动的外在表现。也就是说,神是人体生理机能状态和精神状态的总和,是人体健康状况的外在表现,是以精、气、血和津液为物质基础的一种机能,是五脏所生之外荣。人体内精、气、血和津液充盈,脏腑功能强盛则神旺,病人预后较好;如果精、气、血和津液亏虚,脏腑功能减弱则神衰,病人预后较差。

因此,中医通过望神就可以了解五脏精气的盛衰和病情的轻重及预后。专家指出,中医望神重点是观察病人的精神状态、思维意识、面目表情、形体动作和反应能力,尤其应该重视观察病人眼神的变化。因为眼睛是心灵的窗户,如果一个人精神饱满,则双目炯炯有神;如果一个人精神萎靡,则双目黯淡无光。

4. 形 即人之形态实体,五脏六腑、四肢百骸、物质的营卫气血等等皆是其组成部分。形体于人之重要,早在《内经》中已有精辟的概括:"故非出入,则无以生长壮老已,非升降,则无以生长化收藏,是以升降出入,无器不有,故器者,生化之宇,器散则分之。"何谓器?《周易·系辞》云,"形乃谓之器"。可见,不少后人所津津乐道之中医重气化,西医重实质,实乃自缚之举。我非常重视形体,认为形体的病变是很多精、气、神病变的基础,纵使是它们的结果,也往往会与之互为因果,恶性循环。

天地间非形即气,非气即形,由气而化形,形复返于气。前人对此有深刻的认识和体验,如明朝黄承昊《折肱漫录·养形篇》云:"气非形、质则无所附丽,厚其形质,元气乃充。故如萤者此火,燎原者亦此火。火原无衰旺,因所附以为衰旺。吾人日用饮食,总是补之以味,总是补其精,精补则气自足。若舍形下之器,别无形上之道。"

精、气、神、形四者之间,相互作用、促进,又相互制约、调节,才使生命得以存在和延续。中医学历来有不少人倡导"形神合一""神为形之主"等学术思想,明代著名医学家张景岳简述二者的辩证关系为"形者神之体,神者形之用"(《类经·针刺类》),实在是精当于诸家之上。没有精,既无以养形、成形,更不能产生各种机能活动。而只有人体各种机能活动存在才会产生和表现出人的生命活动,精、气、神三者离开了形,也就失去了存在的物质基础。可见精、气、神、形四者对于人的生存、健康、疾病、康复、养生等,都是应当加以重视的四大核心问题。

二、对外以天、地、人、食为四大要素

人之生存,内有内在核心,外有外在要素,中医学强调升降出入,就是指的人体内外息息相关,天人相应。人与外界相关最重要的四个方面,即天、地、人、食。

1. 天　指人生存的自然界气候所致之寒温燥湿的环境而言,也即中医学常谓之四时六气之类。中医学早在《内经》时代就形成了相应的理论体系,那就是五运六气学说,"化不可代,时不可违"是《内经》最主要的治疗思想之一。人生天地之间,要维持健康无病,一是其体内有自我恢复系统,二是遵循四时阴阳的规律,顺应自然的生化过程,适时调理养护,才能真正调动人体自身的修复、防御能力,使身体保持或恢复健康。这就是中医所强调天人合一的重要内涵。后世针灸学中的"子午流注""灵龟八法""飞腾八法"等都是顺应天时对人体影响而发展起来的治疗方法。由于天对人的影响客观存在,并日益被人类所认识,所以气象医学亦随之崛起。天对人的影响还表现在时间上,人生存在一定的空间和时间中,在特定的时空中就会有相应特定的变化,这些特定的变化不仅影响着生存,也影响着病变和治疗,所以近年来时间医学也逐渐形成了一门新的学科。

2. 地　指地域大环境以及具体居住、生活、工作的生存小环境。天气和土地,拥有不同的能量特质。这些能量在日常生活的环境,潜移默化地影响了我们的生活。环境中的温度、湿度和密度,取决于地、水、火、风、空等因素。因此,当天气改变,或去到异地时,心情和体质都会有所改变。地域和具体生存环境对人的健康状况有很大的影响,这种状况自古以来就为医家和科学家所重视。人能生存就是以能适应这种环境为前提的。

《素问·五常政大论》里说:"高者其气寿,下者其气夭。"高指的就是空气清新、气候寒冷的高山地区;下,是指地势凹陷或海拔较低的平原地区。事实上,那些高寒地区的植物生长缓慢,生长期长,寿命也长一些;热带地区,"下者气热",植物生长较快,但寿命也相应短一点。人和动物也有类似情况,高寒地区的人成熟缓慢,而热带地区的人成熟相对早一点。

《内经》揭示地理环境对人的体质、寿命、疾病之影响,形成了中医治病因

地制宜的重要原则。

《素问·异法方宜论》是具有代表性的文章，从题目上便可以看出它的内容。异法，就是不同的治病方法。方宜，就是东、南、西、北、中五方各有所宜。为什么各地域治病方法会有不同？就是因为地理条件不一样，人们饮食习惯、生活环境各不一样，从而产生不同的体质。不同体质的人生理、病理、疾病性质多不相同，治疗方法当然各异，故中医治病用药非常强调"因地制宜"。

3. 人　指社会家庭和文化等社会、人际的种种关系。中医学历来非常重视这些方面。人是自然的人，所以，人具有自然性；人同时又是社会的人，所以，人具有社会性。一句话，人是自然性和社会性的总和。马克思说："人是一切社会关系的总和。"这其实是从人的社会性方面给"人"下的定义。事实上，人只有同时具备自然性和社会性这两种属性才是完整的人，失掉其中任何一种属性，对人的认识都将是残缺不全的。实际上，只有自然性而没有社会性，或者只有社会性而没有自然性的人，是根本不存在的。

4. 食　指饮食、呼吸等摄入方面。饮食、呼吸所摄入物质的质和量，对于人来说有着极其重要的作用。古今中外都重视饮食的营养对治疗、养生等种种方面的研究和经验积累。环境保护成为一项科学和事业，饮食成为一种文化，这都证明了"食"对人体健康何等重要。《灵枢·刺节真邪》中有言，"真气者，所受于天，与谷气并而充身也"，由此可见，饮食之气以及大自然呼吸之气对于人体极为重要，倘若二者在质和量方面存在问题，对人的危害亦是极大的。古人云，民以食为天，诚有至理。

饮食是生命赖以存在的物质基础，《内经》中的很多篇章都有关于饮食对健康和疾病产生影响的论述，《素问·平人气象论》说："人以水谷为本，故人绝水谷则死。"从生死的角度强调了食物的重要性。《备急千金要方》云："安身之本，必资于食""食能排邪而安脏腑，悦神爽志，以资血气。"

对于食物在体内的转化过程，《寿亲养老新书》中说："主身者神，养气者精，益精者气，资气者食。食者生民之天，活人之本也。"提出了食生气、气生精、精养气、精气维持生命活动的论点。

但并非所有的食物都对人体有益，不适当的饮食结构又会对人体造成损害，正所谓"水能载舟，亦能覆舟"，因此，选择适当的食物种类，维持合理的饮食结构是饮食养生首先需要研究的问题。饮食失宜是致病的重要原因之一。

总结：天之与地，息息相关，相互影响。天可以影响地，如春种秋收；地也可以影响天，如窑洞中就冬暖夏凉。天地人食，是人类生存时不可回避的外在因素,它们都会直接和间接地影响到人的精、气、神、形。而人的精、气、神、形状况,又会直接和间接地影响到人对天、地、人、食的反应状况。古今中外,对此都有不同程度和角度的认识,并逐渐形成了相关的专门学问。对于人类生存的各种规律,顺之则昌,逆之则亡,人类的生存,一方面是根据自身的精、气、神、形条件,对天、地、人、食加以利用、改造;另一方面在此基础上不断根据天、地、人、食的变化,以改变精、气、神、形,使之相适应。人类就是在适应和改造中获得生存的,要获得健康、长寿就必须认真地灵活地把握住这个根本。

人(包括人类或个人)一方面能顺应、适应、利用、改造天、地、人、食,以保障其自身的精、气、神、形在常阈范围内维护动态平衡(这就是健康状态);另一方面,不论外在天、地、人、食如何变化,其自身的精、气、神、形能够随之适应其变化,并不为其变化而发生过激或不足的、会产生危害后果的反应,也即是在恰当或不太恰当的反应中,仍然能保持其常阈范围内的动态平衡,是健康、长寿根本保证,反之,就是病理状态。人体的一切病理变化,不论千变万化,归根到底,就是对外不能适应,对内不能协调,或二者兼之所致,仅此而已,别无他途。

人体内本然就存在着对内、对外各种干扰的调整能力,使之不至于造成疾病,这即是阴阳自和的能力,这种能力的最佳状态即阴平阳秘。在阴平阳秘的状态下,内外致病因素不但不可能致病,反而会由此而进一步完善、增强人保证健康的能力,即常说的免疫力。总之,中医所谓之病因与西医大相径庭。中医认为关系的"失和"为主要病因,天人失和、身心失和、气血失和、脏腑失和、经络失和……才是真正的疾病之源。病因与疾病不是简单线性因果关系,不是有了病因就得病,也不是病因种类与疾病一一对应,疾病是病因与人体之间复杂的相互作用的结果。因此,要从根本上消除疾病,就必须从根本上消除"失和"的关系,提高阴阳自和的能力。所以不论治病还是养生,都必须从上述八个方面进行综合调理,使每个人摸索出一套适应各自的,有益于恢复、保持健康的生活方式。

改变体质必须改变生活方式。体质的形成,最重要的因素就是生活方式,先天因素的强弱,也会因为后天的生活方式而改变。中医养生治病本质上是一种对生活方式随生命活动变化而不断调整的过程。同一种治疗对同一个人,都会产生此一时、彼一时的不同作用。所以养生者必须仔细,不断摸索有利的方法去兴利除弊,并且持之以恒,进而成为一种生活方式。

中医是将人纳入时空背景之中,结合天、地、人、食的自然环境、气候变化、社会人文状况、饮食起居、风俗习惯等,去综合观察体验生命对这些的影响在精、气、神、形上表现出来的反应性调节状态,从这些状态中去辨别生理和病理、健康和疾病。病与不病的标准,在于生命"神机"对各种影响因素的反应性调节在精、气、神、形上表现出来的正常或异常。人之神机对各种各样刺激影响,必然会发生反应性的调节才能生存下去,人不仅会发生反应性调节,自身也能感觉得到反应性调节的正常或异常,反应性调节失当、失度,人体就会感觉到不适、难受、痛苦,并出现与健康状态相异的状态和症状。

中医是通过精、气、神、形去观察人对天、地、人、食的反应性调节正常或异常。所以,增强整体的防病、抗病、康复、修复、再生、重组、自调、整合等等整体综合能力,才是治疗疾病的治本之举。要达此目标,就必须将天、地、人、食、精、气、神、形这八个方面的要素,加以综合考量,协调调整,才能提高整体生命活动的能力和素质。只有这样,治病养生的种种手段才会发挥出更大的效益,否则不仅疗效会大打折扣,还可能短期获益,长期却埋下隐患。

肆 和为贵，贵在和实生物

中国哲学认为"天地之大德曰生"，世界上最宝贵的是生生不已。之所以能够生生不息，就在于"和"，故强调"和为贵"，其贵贵在"和实生物，同则不继"。

《内经》指出："非出入，则无以生长壮老已；非升降，则无以生长化收藏；是以升降出入，无器不有。"所以人在升降出入中，其和就有内之升降与外之出入两方面的内容。内之和，是指阴阳、经络、脏腑之间的和；外之和，是指人体与社会、自然之间的和。这两者之间，是相互影响的。人在与外环境出入的相互作用中，可提升对内环境的升降调控能力；而人内环境调控能力的跃升，又可提高人对外环境的适应能力。和有和谐、合适、恰当及结合、综合、融合之意，这是因为只有不同物之间恰当的相互作用，才能使之组合而成有利于人的新质。和实所生之物，要能有利于人，必须有两个条件，一是不同，二是不同之间的相互作用关系要恰到好处。因为和实所生之物，不一定都是有利于人的，要想有利于人，其相互作用关系就要有所限定。

人要不断提升自己的生命活力，以保持健康防止疾病，就要不断地、适宜地与危害健康、引发疾病的各种因素相互接触，并形成恰当的相互作用关系，才能不断跃升生命活动能力。这也是和实生物的重要内容。

在治病的过程中，不能代替人体正气去消灭疾病，要让生命力在与疾病的斗争中获得和提高抗病能力；在无病的情况下，要恰当地与致病因素接触，以提升生命力防病的能力。

如何才能够真正实现和，并使和发挥最大作用呢？我体会必须将以下要点有效结合起来。

1. 顺应天道，借天时而助生长化收藏。

2. 顺应地势，调盈亏有余不足。

3. 顺应人道，助气机气化。

4. 食饮有节。

5. 起居有常。

6. 不妄作劳。

7. 恬淡虚无,精神内守。

8. 虚邪贼风,避之有时。

只要能综合处理好这些方方面面,人体的阴阳自和能力就会获得提升,并且还会因和实生物的原理,产生出新的、过去不曾具有的生命能力。

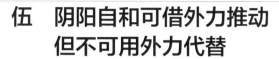

伍　阴阳自和可借外力推动
　　但不可用外力代替

阴阳自和是指阴阳双方具备自动维持和自动恢复其协调平衡状态的能力和趋势。人体阴阳自和乃是人体生命运动的本性,人体阴阳双方会自发地朝着最佳目标发展与运动,这是维持人体得以生存并协调发展,抗病愈病,保持健康的内在机制。如果人体的阴阳没有自和的本性,那么,任何风吹草动,都可熄灭生命,生命体的存在和发展便无从谈起。中医学的阴阳自和理论,反映了阴阳的深层次运动规律,揭示了人体应对各种致病因素,保持健康和患病后能够恢复健康的内在机理。

阴阳自和的能力能够在与各种危害人体健康的因素斗争中获得不断提高,但它始终存在一定限度,一旦超越限度就可能引发疾病。也即是说,在患病之时,阴阳自和的进程可能会遭遇阻碍,要么力度不够,要么停滞,甚至倒退。要解决这一问题,就只能依靠借助外来的其他因素,来协助人体自和机制运转,排除障碍,实现自和。只有当人体自身阴阳达到自和后,人体才能获得针对相应疾病的自和能力,从而避免发病,或者在发病后能更有效地恢复健康。倘若运用外力去控制、中和、消减致病因子在体内的存在及所引发的变化,换言之,即用医疗方法和手段去代替甚至消除了人体阴阳去与疾病相互磨合的过程;那么,在这种条件下的阴阳自和过程就无法获得对这一致病因子的自调能力,当下一次再度相遇又会重演疾病。

在疾病的状态下,人体阴阳自和需要借助外力推动、赞化,才能渡过难关,并提升自身自和的能力。但不能采用外力替代的方法去取代自和机制运行,直接去消除、扭转气机气化的异常,代化的结果会削弱人体自调自稳的一系列自和生命力。

用药物或其他方法、技术治疗疾病,都必须以体内阴阳具备自和能力作为内在基础,只要这个基础存在,才有治愈的可能性,如果这个基础不复存在,再好的药物和治疗手段都只能望洋兴叹,无力回天。

陆 人体内本身就有一个高水准的医疗调整机构

针灸为何能抗感染？显然不是针把细菌扎死了。诸如此类的现象表明，外部的刺激能够引起内部的变化，从而起到治病的作用。这种作用显然并非是外部刺激取代了内部的能力，而是激发、推动、诱导、唤起……内部的相应能力发挥了作用。尤其是针灸、推拿、刮痧、拔罐等这些方法能治病，最能说明此问题。由此我们推测，人体内本然就存在着一个高水准的医疗机构，有高水准的自疗系统和优良的自疗药物。

越来越多的证据表明，人体内有一座内源性的药物宝库，同时还有启用它们的机能。倘若外部的干预有助于激发内部自身的疗病愈病机能的启动，便能够在很大程度上减少或避免医源性疾病和化学药物的毒副作用。

中医学自古以来都坚持辅自然，不代化，就是只需要去辅助而无需代替人体自身的生化能力，这是中医药治病不仅产生极少副作用而且能治本的根本原因。然而，而今不少中医对此的理性自觉性并不高，甚至不少人认为中医药本身就是直接去消除疾病。中医应该如何在理性上更好地提高发挥这个长处的自觉性和能力呢？我的体会是应当注意以下几点。

1. 临床上有效果，现存理论无法解释时，只能说明现存理论存在问题，应当进行新的理论探索。仍以针灸能治疗感染性疾病为例，针灸定然不是将抗感染的物质带入了人体，而是通过其刺激，启动了人身体内种种我们现今能阐释或尚不能阐释的，能化解感染对人体危害的作用机制。也即是说，感染性疾病完全可以通过抗感染以外的途径得以治愈。开启并提升人体自身抗感染的机制，相较于任何外来的对抗治疗，副作用更少，对生命更有价值，这已然成为中西方医学的共识。

2. 有临床效果，然而用现行的科学检测评估无法解释，这只能说明现行科学检测评估应当改进。

3. 机体的生命力是借助机体的活动所呈现出来的现象加以展现的，这些现象既能被人体自身所感知，也能被他人所观察到。任何治疗，不论各种检测指标如何，但凡导致形体所流露出来的生命气息欠佳，这种治疗就并非是辅自然的方法,反之亦然。中医要在临床上不断提高自身通过四诊对生命力的判断能力,并且要尽可能借用现代医学和现代科学技术丰富中医的诊断理法。

4. 既要留意近期疗效,更要关注远期疗效。远期疗效更能表明治疗的作用究竟落实何处,对判断是否代化更具价值。

柒　自觉经世致用乃是中医学认识论的特性——如何评判中医学理论的水平

　　中国传统科学所要解决和应对的,是事物于自然状态下所呈现的、是彻底开放着的、千变万化现象中的问题。所以,其科学概括的过程无法脱离自然存在着的现象,无法脱离实践,并自觉地将经世致用当作目标。这一认识论的特性致使中国传统科学的研究工作与实际运用紧密相连。那些从事理论概括工作的人,必定同时在从事实际工作。因为认识的对象是处于彻底开放的自然状态下的过程,研究这样的过程根本不可能在封闭的实验室中通过模拟和重复去进行。故而一个理论高手,自然也往往是一个实际解决问题的技术高手。属于中国传统科学的中医学亦不例外,一位在临床中具有高于常人疗效的医生,在理论上必然有着独具特色的见解。中医学是在实际治病的实践过程中,根据成功和失败来获取理性认识,这与通过逻辑推理而得出"独具特色"理论方式,存在本质的区别。因而,衡量一位中医理论水平的高低,归根到底要看其临证效果,要看其处理各个病人的个别性、偶然性的能力。这与西医存在极大的差异。中医学以自然状态和彻底开放作为前提来认识疾病的现象,于现象的本身之中去探寻规律,如此获取的认知成果首先能够容纳、统摄和处置现象的丰富性和变异性,能够应对每个病人的个别性和偶然性。而以抽象方法作为基础的认识思维,无法完全再现现实中的具体情形,因而无法真正把握个别,无法达到现象一切方面的总和,故而西医要针对共性之病,中医要针对个性之病人。由此可见,评价中西医水平的高低,不能运用相同的标准,更不能混用。

　　综上所述,评判中医学理论水平高低,不仅要用病的概念作为基础标准,还必须在此基础上,以能否在临床上针对具体病人、具体病况提高治疗效果作为进一步的标准,这是由中医学认识论的特性所决定的。同理,一位中医要想提高自己的水平,就要在不作预设、切割、抽象、控制、定格的活生生的临床中获取对丰富现象认识的真谛。如果从书本至书本,从理论到理论,期望通过逻辑推理、实验室研究来提高中医水平的做法,是有害无益的南辕北辙。

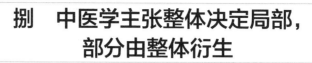

捌 中医学主张整体决定局部，部分由整体衍生

中医学认为，整体决定局部，部分由整体衍生，一切局部的病症皆因整体的异常所致，仅消除局部问题属于治标不治本，是本末倒置，是张冠李戴，是以乱治乱，甚至可能引发更大的麻烦。

中医看人，首先将人和天地万物视作一个整体，强调人是天地宇宙的一部分，由天地所生、所养，人之整体受天地整体的制约，人与天地有应合关系。人身亦是一个小天地，人身整体，对人之局部也起着决定作用，人之任何局部亦与整体有应合关系。人之整体，要分若干层次，每一层次亦有整体和局部之分，亦是整体决定局部，部分由整体生衍出。

中医学秉持自然整体观，坚持以天地宇宙的整体来居高临下地体察人的生命过程，所以自然会用整体性的阴阳五行哲学理论对万事万物进行整体归类，并以这些归类来对人体相应类别进行生克制化的调节，从而达到养生、防病、治病的目的。

正因为中医认为整体决定局部，所以通常不会计较局部"一城一地之得失"，不会在意许多慢性病的化验检查结果，也不在乎很多西医认为的疾病存在于体内……而根本在乎的是整体的生命存续。整体生命能力才是保证生命体能生存延续之根本所在，任何致病因素都只有在与整体生命能力的相互作用中，才能展现出是引发疾病、产生何种类型、何种程度的疾病，或者是不引发疾病，抑或反而提高人体抗病愈病的能力。人一旦患病，是整体生命能力相应降低的缘故，这些降低有些是可恢复的，有些则不可逆转，对于后者，只要能无大痛苦、不影响生活自理地生存，即便带病带癌生存，都是上策。实际上，在生命的历程中，有一定疾病存身是难以避免的，上了一定年纪更是如此，要将某些疾病斩草除根既不现实，也无必要。只要未对生命构成威胁，一般不应过度干预；君子和而不同，小人同而不和，在这里也极为适用。人类也唯有在与疾病的相互作用中才能"和实生物"，生存得更好。

玖　治疗力度与进度应随患者恢复力度和进度走

捕鱼,砍伐山林,种植田地,皆存在休养生息期。治病亦是如此,不可一味地追求进度与速度而赶尽杀绝,需将治疗进度把控在患者正气恢复的进度之内,宁可有所不足,也不要超越,超越冒进有时会功亏一篑,追悔莫及。

中医的一切治病养生之法的施行,都需时刻以受术者的内在正气状态为依据。中医学坚决反对仅依据"术"本身的作用而用"术"的指导思想。"术"的本身无论多么的出色,但只要作用于不适应该"术"的机体,就会产生诸多恶劣的结果。这是为何呢?因为"术"最终发挥何种作用,归根结底还取决于它与作用对象之间形成的关系,更取决于作用对象对其作出的反应。而作为时刻与天地、社会、自然、精神有着千丝万缕关系的人,不仅每个人各不相同,而且同一个人在不同时间也会有不同的反应。恩格斯曾言:"机械的、物理的反应,随着每次反应的发生而耗尽了。化学的反应改变了发生反应的物体的组成,并且只有在给后者增添新量的时候,反应才能重新发生。只有机体才独立地起反应,而不像在低级阶段那样,(外部刺激)直接发生作用,所以在这里有机体具有独立的反应力,新的反应必须以它为媒介。"明朝的中医王履也体悟到这个问题,他说道:"愈疾之功,非疾不能以知之。"实际上,任何事物的作用都至少有两方面,一是其本身所包含内容的作用,二是它与其他事物相互作用后的作用,这两种作用不可混淆,只要不混淆,就会产生出乎预料的神奇。所以,唐朝药王孙思邈就有一句令今之西方药理学家瞠目结舌的话:"天生万物,无一而非药石。"既然任何药物进入人体后都要依据人体的具体反应而显示其作用,那么忽视人体的反应能力和反应方式就会犯下根本性的错误。倘若认为治疗方法主要是去直接解决疾病,而非调节、帮助、恢复、提升人体自身存在的抗病、愈病能力以消除疾病的话,那就与中医学背道而驰了。

如何才能把握好治疗进度与正气恢复进度之间的协调呢?我的体会是,在治病出现好转的过程中,只要发现进展略有停滞,就应见好就收,可以采取两种办法:一是停止治疗,注意休息调养;二是将针对具体疾病的治疗转变为整体调整。经过一定时间后再回归之前有效的治疗。不要小看这般停停走走的治疗,唯有如此,才能获得不代化、助赞化、复自化的效果。

　　要能正确地实施不冒进,能稳进,存在较大的困难。对于医生而言,有一个临证经验积累的过程。而对病家来说,难度则大得多,因为他们对疾病的认识不够专业,容易受到周围千丝万缕的负面影响的干扰,从而严重影响正确的医疗进程。这倒是一个值得研究的沟通课题。

拾　穷通之本在于阴阳

《周易·系辞下》有云："易穷则变,变则通,通则久。"此即表明穷通过渡的机理在于"易"本身。易的过程就是阴阳的对立协同、相推相荡、相交相合,正是阴阳的相互作用与消长成为穷通的缘由和依据。阴阳若有相互作用便会产生变化,有变化就会有穷通、成败,《素问·六微旨大论》言:"夫物之生,从于化;物之极,由乎变。变、化之相薄,成败之所由也。"故而只要生命存续,就会有阴阳的相互作用,就会有穷通成败,就存在患病的可能,也存在愈病的可能。由于阴阳的相互作用本身就蕴含着可穷可败、可通可成的内在条件,何去何从,全然在于如何把握。

穷通之本在于阴阳这一法则告知我们:

1. 只要生命在继续,就必然会发生穷和通。

2. 穷可致病,通则可愈病。

3. 世界上没有金刚不病之身,也没有解决不了的疾病,只有自然的成住坏空,总体是不可逆转的。

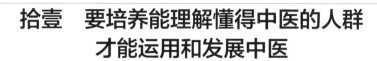

拾壹　要培养能理解懂得中医的人群才能运用和发展中医

在中国古典美学中,最具特色也最引人瞩目的是"意境"。意境是情与景,意与象的交融,而境生于象外。"象外之象,景外之景,岂容易可谈哉!"(司空图《与极浦书》)不论是创造意境,还是在所欣赏过程中进入意境,在主体的心灵上主要是一个接受和获得的过程。南朝宗炳提出"澄怀观道",是要求主体澄澈胸怀,从局部走向整体,从有象走向无象,从有限走向无限,从实体走向精神。对同一对象,主体的精神、胸襟、阅历、知识等等,是进入什么样意境的根本。这里面存在着一些值得深思的东西。

很多在西方文化、科学里冲了一下澡的人,很多缺乏基本中国传统文化知识的人,一讲到中医就嗤之以鼻,一听到京剧就连叫头痛,一见到国画就摇头晃脑,总之,一接触国粹就立刻显露出一幅外国月亮更圆的样子来。同样这类人,而今一听说齐白石开了天价,一看中央电视台开了一个京剧频道,立马又变出了另外一副嘴脸和语言。这就是典型无文化素质的体现。如果像这一类人的受众多了,中国传统东西的传承、发展就会成为一句空话,他们没有相应的文化素养,就不可能真心热爱相应的文化。中医和一切国粹,如果没有相应的有一定水平的接受者,要存在和发展显然困难重重。这是应该引起我们国家、民族、全社会重视的问题。所以,社会必须培养教育国人懂得中国历史及其传统文化、传统科学,才能理解并懂得中医、懂得京剧、懂得国画、懂得国乐,进而才能懂得热爱祖国,懂得发掘、发扬、发展国粹。

因此我认为中国的社会各界,尤其是宣传、教育界对此有不可推卸的责任,这肯定不单是中医界的问题,中医界本身也承担不起这样的责任。

西医之所以一方面存在大量无效的病种,存在严重的毒副作用,但另一方面又成为主流强势医学,这种现象与教育、宣传有极大的关系,也说明关于科学的教育宣传也有失当之处。中医应该在某些阶段、某些病种中成为主流强势医学,同理,西医在某些阶段和某些病种中应当成为补充医学。科学地、正确地对待中西医就应该如此。

拾贰　胜可知而不可为

《孙子兵法·形篇》云："昔之善战者,先为不可胜,以待敌之可胜。不可胜在己,可胜在敌。故善战者,能为不可胜,不能使敌之可胜。故曰:胜可知,而不可为。"每读《孙子兵法》谓胜可知而不可为,不禁感慨良多。一般认为,只要掌握到了治疗该病的有效疗法就能治好该病,其实不然。医患双方都是社会中人,都要受到各方面的影响,只要有一方不依照科学规律行事,就会带来不好的结果。

很多疾病,医生是明明知道能够治愈它,但是,由于很多原因却不能完全治好它,这很像孙子所谓的胜可知而不可为。胜可知而不可为,是在以医生对该病有把握的前提下而言的,如果无把握则不可知,当然就更遑论可为了。

治病,医生的技术再高明,再有把握,也只是具备了一个方面的条件,哪怕万事俱备,只欠东风,也不能成气候。早年读前人医案医话,经常看到前辈名家都有仰天长叹的时候,而今历练多了,对其叹息就尤有深刻体会。真正感到做一个医生(包括中西医)难,做一个好医生更难,做一个好中医更是难上加难。何也?因为中医既难学,而且与西医相比较,疗效标准法律保护又有不少是盲区。

治病能否成功,并不完全取决于医生一方面,还需其他许多方面的条件。有些条件是医生经过努力可以获得,而有些条件医生尽最大努力也不可能做到。

可知而不可为主要表现为:

1. 病人不能理解,不配合。

2. 医生因种种原因不敢处置。

3. 治疗需要多方面的配合和配套,有一处不当就可能功亏一篑。

4. 病人也明知道应该如何配合,但因种种客观原因无法配合。

5. 病人心中无主,再加上各种影响从而"乱投医"。

拾叁　中医、西医、中西结合皆各有自己的发展空间

　　如果一门学科没有特定的研究对象,这个学科就没有生存的基础。从理论上推测,中西结合应当有研究的对象层面。

　　既然中西医是同一对象各自层面的医学,各自都有无限的发展空间,那么,在这两个层面交叉的地方,不论其范围大小,就是中西结合的用武之地。

　　宇宙是无限的,大千世界是极其复杂的。既然在有限的具体时空中,有无限的多样性、层面性和可能性。那么同样,中西医就存在着交叉层面的可能性。在这种层面进行结合,肯定是有路可走的。

　　既然中西医都是针对生命体这同一对象,那么,自然会有一定的重叠部分;既然中医不可能全部无视于形体,西医也不可能全部不关注生命运动,所以二者之间难免会有相融、相交叉部位。

　　所以,笼统地认为中西结合没有前途的种种看法才是没有前途的。问题的关键是必须对中西医结合这一概念加以确切界定。那种用西医学去整理提高中医学的中西结合才是既无时空层面又无学术前途的。

拾肆　生命体的有形和有限

世界上的万事万物,有形则有限,这是自然规则。人是有形存在的生命体,因此也会有种种的有限存在范围,其常见的有限为:

1. 有限的自然生命年龄,中医称之为天年。因此人不能妄求长生不老,最理想和最明智的是追求健康地、有质量地度尽天年。

2. 有限的自我稳定调控能力,当各种影响超过这个度后会影响到生存的质和量,使之不能达到或不能健康地度尽天年。养生防病之要点,就在于对自己的稳定调控能力的范围有一个了解。所以,每一个人都要尽可能去体认自己的稳定调控能力的范围,不要越雷池一步,以免给自己带来灾难。

3. 有限的对内外良或不良刺激因素的反应度。人体对任何刺激因素都会发生反应,然而有利于自身的正常反应总有一个度,超过这个度就会产生不正常、不恰当、不利于自身健康的反应,这种反应状态就是疾病状态。疾病反应状态主要表现为寒热虚实四大类。治病主要就是调整这四大类型的异常反应。

4. 有限的生命潜能。认为人体潜能无限,问题只是在于如何发挥的观念是错误的。每一个具体的人,其有限的范围更是具体的,只能适度发挥,不能无限发挥,泥鳅鳝鱼不一样长,如果一定要扯成一般长,只能把泥鳅扯死。在读书、学习、体育以及各项工作中,那些种种要无限发掘生命潜能的想法、做法和倡导都是没有前途的,它们在本质上都违背了有形则有限的规律。

作为人,虽然是万物之灵,但仍然是有形有限之物,在与天地人自然相处中不能太突出斗字,如不能充分认识自身的有限去趋利避害,则有可能毁掉自己的健康以至生命。

防病、治病和养生,必须对人自身有限之处有所了解,并时时加以防患,才能未雨绸缪;人只能在其自身的有限范围内去好自为之,才能神与形俱,以尽天年。《内经》云:"虚邪贼风,避之有时,恬淡虚无,真气从之,精神内守,病安从来。"又云:"是故圣人不治已病治未病,不治已乱治未乱,此之谓也。"都是在强调人只能在自身的这个有限的范围内,知避忌,明顺逆,才能有所可为,舍此而言,不过是痴人说梦。

拾伍 中医是以望闻问切去主客相融

　　中医治病讲究主客相融,不能单凭患者主诉症状及不适感觉进行辨证施治,最关键、最有价值、最能了解患者本然状态的手段是望闻问切四诊。因为只有四诊,医生才能充分发挥体验和直觉能力,真正与患者主客相融于一体,获得患者最本然的病态信息。而患者即使自觉之不适感觉,体验再深刻、再具体,也难以用语言作出充分和准确的表达,更何况神色气脉、形态举止等变化,皆不能自诉。

　　中医认为病人不是单纯的生物的患病之人,而是大化流行中天人相应的万物之灵的社会之人患了病,所以诊病要从人与天地社会气候环境心态等等入手。而这些影响作用于人体后到底发生了什么样的不良反应,医生要能比较全面地了解这些反应单凭患者主诉显然不够,只有通过主客相融,用四诊的方式去直接了解、把握患者在自然状态下的不正常反应。透过四诊去体悟患者在自然而然的状态中表现出的异常现象,就是主客相融合为一体的认识方式。中医的本质特点在于整体观察,它不仅把患者本身作为一个整体,把患者与周围环境作为一个整体,而且还把患者和医生作为一个互相影响的整体来进行观察。四诊处处要求医生在与患者互动中体察反应,如切诊中的举按寻,就是通过医生加于患者不同力度以了解气血运行的状况。如果不采取主客相融的方式,就不可能了解患者在自然状态下本然的生命活动的整体状况。而若不从自然整体状态中去了解疾病、治疗疾病,那就不是中医了。

　　研习中医,欲成上工,主客相融的功夫乃至关重要。中医是通过对患者整体状态失调的具体情况加以调整,是从治人入手达到治病的目的,它与西医针对病进行治疗有着本质的不同。因此,中医就只有通过医生用四诊与患者相融于一体,用直觉去仔细体察、检验、感悟其病态的各种各样的信息,获得患者整体的失调状态信息,然后用中医理法对这些信息进行加工才能治病。中医运用四诊首先要明确,其望闻问切与西医有本质区别,西医是通过四诊了解病变部位的形体结构变化,中医是通过四诊去了解人体气血阴阳精神的生命运动异常,患者生命活动的异常是能通过四诊去触及的,中医四诊与西医四诊之种种方式方法不同,正是因为二者出发点和目的不同,中医要透过四诊去窥测患者的生命运动,所以必须主客相融,用医生的感官去体悟患者的生命活动变化;西医要透过四诊去了解形态实体的变化,所以要主客对立,去体查患者解剖部位的形体变化。中医的根本立场是:利用四诊手段观测脏象经络变化表现,进而窥察生命运动之正常与异常。这要自觉地主客相融,将医患融为一体,细心去感悟。运用四诊不能主客相融就不是中医,主客相融的水平是衡量中医水平的标尺之一。

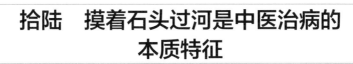

拾陆 摸着石头过河是中医治病的本质特征

摸石头过河这句俗话是说在看不清楚的道上行走,要步步探索清楚后再采取行动。西医所治是病,它的指标看得见、摸得着,不会因人而异。中医所治是人,它的很多指标是直接看不见、摸不着,仅能透过直觉感觉得到,不仅如此,还会因人因时而异。所以,中医治病就要求医生一定要在四诊详尽之后才能论治,这就很像摸着石头过河。

中医治病历来非常反对四诊不全就论治,而且也非常反对单凭任何一诊草率行事。张仲景《伤寒论》序中言道:"观今之医,不念思求经旨,以演其所知,各承家技,终始顺旧,省疾问病,务在口给,相对斯须,便处汤药,按寸不及尺,握手不及足,人迎趺阳,三部不参,动数发息,不满五十,短期未知决诊,九候曾无仿佛,明堂阙庭,尽不见察,所谓窥管而已。夫欲视死别生,实为难矣。"我认为摸石头过河是中医治病的本质特征,这是中医学自身学术特征的必然,其原因如下:

1. 即使能很好地运用中医理论去指导辨证论治,在此基础上还继承了不少古今他人和自己的宝贵经验,在临证时,常常还是需要根据服药后之具体病情反应,再逐步调整治疗方法和方药,使之逐渐丝丝入扣。特别是对疑难痼疾,往往要有一个治疗观察的磨合过程,才可能有一个比较正确有效的理法方药形成。这种现象正是俗话所谓的摸着石头过河,此乃中医学本质所决定的特征之一。

2. 中医是通过治人来治病的,人不仅是生物人,更是社会人,要弄清患者精气神的状况需要有一个过程,尤其是精神情志,患者更有诸多难言之隐,不会轻易吐露。中医诊治疾病实行形神合一,以神统形的原则,把治人治心和治病统一起来,一以贯之。故而诊治慢性病的过程实是一个与患者交往的过程。毕竟有时不经八十一难,难取真经。

3. 中医学坚持"尽人(物)之性"和"赞天地之化育"的行为原则,因此在治疗过程中,要随时随地地注意患者本身自我调控等能力的实际状况,有时症状减轻并不一定是好事,同理,有时症状加重也不一定是坏事。一切要以是否赞化为标准,而是否赞化又每因人而异、因时而异。所以摸着症状变化的石头去治人(过河),是必然的事情。

4. 临床上,生命现象的丰富性千变万化,个别性和偶然性更是层出不穷。对此既不能定格、切割、控制它们,也不能限制、抽离、规定它们,要在它们自然变化的状态中去调节它们,而各种变化的可能又不可胜数,所以在这种情况下每行一步,理所当然地要以摸着石头过河的方式才可能继续前进。

5. 治疗还必须要根据治疗后的变化和反应情况来验证治疗。

拾柒　读书要懂得《诗》无达诂，《春秋》无达辞

东汉名医郭玉云："医之为言,意也。""神存于心手之际,可得解,而不可得言也。"(《后汉书·郭玉传》)明人张景岳在《类经附翼·医易义》中干脆直谓:"易者,易也……医者,意也。"

何谓意？意包括主体之意和客体之意两层。前者指主体对客体的感受、认识和评价,后者指事物的自然变化过程和规律。任何中医书籍都是内中潜含作者主体对客体体悟之意,作者虽然心知肚明,但变成语言文字后,一方面存在不能尽其本意的问题,这就是所谓"《诗》无达诂,《易》无达占,《春秋》无达辞"。另一方面,读者阅读又会有各自的理解和体悟,所以不仅难以得其意,甚至可能走样。

"言不尽意"之说由来已久,《庄子·外物》云:"言者所以在意,得意而忘言。"《周易·系辞上》亦云:"子曰:'书不尽言,言不尽意'。"这是说语言文字可以部分地表达思想、道理和情状,但不能做到完全和透彻。中医书籍,其精华都是意,为文字语言所不能尽达,只能借助看其文,从其言,去领悟其中之意。所以古人有尽信书不如无书之说。

中医诊治疾病,通过望闻问切去辨证施治,大多皆是神圣工巧的隐性技术知识,更是语言文字所难以表述清楚的,故而读中医书籍,要懂得言与意为截然二物,必须循其言而求其意,即要得意忘言。

如何才能做到这一点呢？

1. 技术的吸收、运用或改进须以经验和技能为基础。人们已有的知识基础能增强存储与其相关联知识的能力,知识基础越深厚,其吸引力越强,对外部技术机会也越敏感,因而也就越容易领会到书中的意;不仅如此,还会举一反三做出超前反应去开发新技术。

2. 中医的技术知识是来源于特定环境下所获得的经验和诀窍。人们在运用或改进这种技术时要视具体情况不同而进行相应的调整,这就需要使用技术的人具有一定的经验和技能。要想读书能得意,就要将对书中的体会不断地在临床中去运用,在运用中才能了解,并进一步掌握其中之意。甚至多年

后随着自己临床经验的积累才会"蓦然回首,那人却在灯火阑珊处"。

3. 由于隐性技术知识的难言性,使得隐性技术知识只能以"身教"的方式传播。这种传播方式能否有效不仅取决于隐性技术知识本身的特性,也取决于传授者和接受者的个人能力。书本也有个传授能力问题,所以有条件还是要面对面求教。对古人书可求今人解惑,独学而无友,则孤陋而寡闻。他人的实践和领悟正是它山之石。只有充分学习众多同道传授者的"意会",并将这些"意会"和自己的技术积淀结合起来进行重新整合,才能真正读懂书。

这样,隐性技术知识才能得到有效的理解和传播。

拾捌　中医何以要强调师传面授

技术知识分为显性和隐性两种,显性是指容易被形式化或用语言文字传播和沟通的知识;隐性则是指高度个体化的,难以被形式化或用语言文字沟通的,难以与他人共享的知识,包括个体拥有与组织(比如学派)拥有两种。隐性技术知识通常以个人技术经验、技术诀窍等形式存在。它依赖于个体经验、直觉的洞察力,深深植根于行为本身。隐性技术知识附着在人们经验化的技能之中,它的最终获得只能依靠个人实践。

个体拥有的隐性技术知识,是依附于个人的、很难或不易被其他个体掌握的技能和技术诀窍。它与个人经验、行为和工作内容紧密相关,是个人长期积累和创造的结果。经验是人们在与客观世界的长期相互作用过程中,通过类比和外推获得的。知识归根到底都是源于经验。由于经验是认知主体从多次实践活动中形成的,因此,经验也是蕴涵在个人头脑中的特有的知识,属于隐性技术知识。经验和诀窍都来源于实践,没有丰富的经验,就不可能产生诀窍,诀窍是属于方法性知识,难于模仿,其内容模糊,无法传授、使用中难于觉察、复杂而且自成体系。

医疗实践活动是一种技艺,故自古以来称之为医技。由于技术活动中会产生诸如技术与自然环境的关系、技术与社会生活的关系、技术与伦理道德的关系、技术与人的生存方式的关系、技术活动中本身各要素的关系等等,但这些问题都不是技术本身能回答和解决的。中国传统文化认为解决的途径是以道统技,即由技上升为道。实际上这些问题也是西方技术哲学家们长期以来一直思考的东西,但由于西方逻辑分析思维占据主导地位,有些问题难以得到彻底解决。比如,技术活动中以技艺、经验、诀窍形态存在的知识形态,是在直观体验思维支配下获得和传授的。当今学术界意会知识、隐性知识、个人知识等等,均属此类。这类知识很难在逻辑分析思维的框架里搞清楚,但从中国传统文化出发,却可以得到相当透彻的理解。

技术活动的相关要素包含内部和外部两大要素部分,内部指技术操作者及其知识、经验、诀窍,以及设备、工具、作用对象等要素;外部指与技术活动相关的自然、社会、文化等要素。中国传统文化特别重视建立这些相关要素之间的和谐关系,并积累了丰富经验知识和理论知识。当代技术发展引发了以往人类社会生活未曾遇到的新矛盾,尤其是多因素复杂系统性质的矛盾,西方逻辑分析思维在处理这类矛盾问题上已经暴露出局限性。而用西方教育方式来传授中医学知识技艺,经长期实践证明这种局限性是存在的。

中医知识有显性和隐性两大类:显性知识存在的形态主要就是古今书本记载的东西,文字记载和语言表述都可以传承;而隐性知识就是对显性知识的具体领悟及运用,常存于各类组织的个体成员当中,表现为思想和技巧等等,语言文字表述较困难。中医治病要想获得预期的效果,隐性知识比显性知识重要得多。一个中医师医疗水平是以隐性知识的层次作为支撑基础,而隐性知识只能通过在实践活动中的体验、领悟才能获得,单靠心灵手巧是不可能进入到这个境界内。对隐性知识的体悟要动心,要有悟的对象,悟的过程,悟的心得,这并不是医者与生俱有的本能,而是需要经过开发训练才能形成的能力。古今医生之间,决定个人水平差别的根本因素,就是体悟能力的高低。

显性技术不同于技能和行家绝技,因为后者是隐性知识。技能和行家绝技是在掌握技术的基础上对技术迅速、精确、自如地运用。人们可以通过规则掌握一门技术,却不能够仅凭规则掌握技能和行家绝技。技能和行家绝技也只能通过示范而不能通过规则来交流。隐性技术知识是一种直接经验知识,与人的实践活动紧密联系融为一体。

隐性技术知识是来源于特定环境下所获得的经验和诀窍。人们在运用或改进这种技术时要视具体情况不同而进行相应的调整,这就需要使用技术的人具有一定的经验和技能。因为,人们已有的知识基础能增强存储与其相关联知识的能力,知识基础越深厚,其吸引力越强,对外部技术机会也越敏感,因而也就越容易做出超前反应去开发新技术。所以,技术的运用或改进必须以经验和技能为基础,使用技术的人也必须懂得并掌握有关的隐性技术知识。此外,由于隐性技术知识的难言性,使得隐性技术知识只能以"身教"的方式传播。这种传播方式能否有效,不仅取决于隐性技术知识本身的特性,也取决于传授者和接受者的个人能力。只有接受者充分悟得传授者的"意会",并将这些"意会"和自己的技术积淀结合起来进行重新整合,隐性技术知识才能得到有效的传承。"熟读王叔和,不如临证多",就是说不临证就不能体悟到隐性知识,只有经反复长期的临床实践,才能体悟出寒热虚实及其解决方法的诊疗环节如何衔接准确。没有隐性知识,就只能成为一个赵括式的医生。中医的隐性知识就像骑马、钓鱼、拳术等技能一样,具有很强个人能力的特征,它们源于经验,经过练习而得到,是口传心授并通过体悟才获得的知识技能。因此通常无法用语言文字完整地进行表述、交流和沟通,只能通过面对面的方式进行传授。

拾玖　阴阳与天地参然后生

董仲舒在《春秋繁露》之顺命中云："天者，万物之祖，万物非天不生。独阴不生，独阳不生。阴阳与天地参然后生。"万物同生共存于天地之间，必然会相互发生复杂多变的联系碰撞。凡是不能接受、承载、适应、利用这些碰撞者，就不仅不能很好地生存，而且有可能造成不同程度的损伤以至遭到灭顶之灾。反之，就能生生不已。这就是阴阳与天地参然后生的本质。

人在这碰撞中出现不适应，即为患病，最恰当和最有用的方法是帮助、促进人体在碰撞中使自身适应及利用碰撞能力获得提高，这就是替天行道，为今后的生存带来益处。如果是想方设法去人为消除、隔断碰撞，实际上就是阻止了人体提高自身生存能力的环境和道路，这就是逆天而行，只会为今后的生存带来危害。事实上，人为阻止碰撞的能力和结果是有限的，而实际上存在的碰撞是无限的，因此人类永远也无法摆脱碰撞的环境，这应该是一个非常浅显明白的道理。

时间的本色应该是自然开放过程，充满了偶然性。正是偶然性在开创着大化流行的通路，使时间具有无限的创造神力。祸福相依，生命体只有经历了疾病才能学会战胜疾病，人类只有在与天地万物的相互作用联系碰撞中，才能提高自身的生存能力。人类必须自觉地认识和实行这一点，才能更好地生存下去，以尽天年。那种一味回避疾病，一味对疾病斩草除根的做法，不仅不现实，更是费力不讨好的偏激行为。

所以要想健康长寿，要想少患疾病，要想患病后能重归健康，就必须敢于面对、接受、融入客观世界所存在的种种碰撞，并在这些过程中，去细心体会、感受，并认真总结得失，从而提高自己的生存能力。

贰拾　疾病是生命的一种常态

　　客观世界是无穷的,有限的结论源于观察的层面和观察的方式方法。而任何一个层面和方法都能取得规律性的认识,从而能有效地认识和作用于客观世界。医学也不例外,但医学的关键问题在于:当疾病出现时,首先应该考虑的是:哪个层面的哪种方法所获得的规律,更有利于生命的存在和延续;或能更好地在这种疾病状态下,获得更好的方式生存下去。而首先去考虑如何消灭疾病,忽略生存状态的出发点,从长远来看是有弊病的。前者正是中医治病的治本之路,而这个简单又关键的根本性问题,又常常被颠倒和忽视。

　　世界上的万事万物都不可能随心所欲地存在下去,它必须要在与他事他物的种种相互关系中融洽相处才可能存在,一旦失却融洽关系,其存在就成问题。要想融洽,肯定不能随心所欲,必然要有所节制。人类与万事万物相处也难免发生磕磕绊绊,生病就是其中之一,本是平常又平常的事情,不值得大惊小怪,只要处理恰当不仅不会发生严重问题,而且会在这个过程中提高人类与万事万物共存共荣的相处能力。

　　人不生病,纯粹的健康只存在于理想之中,不可能存在于现实之中。人类进化并非做到了尽善尽美,这就是导致产生疾病的根本所在,因此疾病是生命的一种常态,要学会与疾病共存,在共存包容中保持健康。平时有很多俗话都反映出了这个哲理,如水至清则无鱼。事实上很多疾病人类既无法避免它,也无法完全战胜它、消除它,但却能够与它共存而带病延年,并且处理得好还不会给人带来明显痛苦,而要去消灭它,反而可能带来痛苦以及丧失生命。既然如此,我们何苦放弃阳关道偏走独木桥呢? 医学和社会,医生和患者都应该换个思维方式考虑这类问题了。

　　因此,应该根据生命能存续的原则去对疾病进行具体分析并具体处置。有些病是需要治疗,有些病则需要养怡,还有些病只能与之共存,故不是任何疾病都必须对抗、消灭、截断、逆转。

　　中医观察的是生命活动的整体,注重的是生命体的感受,治病倾向于生命体如何才能更好地、更长久地生存下去。所以,中医比西医更接近生命的本质。只要理解了中医、懂得了中医,中医应当更能为病人所接受和欢迎。

贰拾壹 带病生存既不可避免 也不尽是坏事

事实上,只要是活着的生命体都不可避免地要患上各种各样的疾病,特别是从西医层面和角度所认定的疾病更是不可避免,甚至一个人同时可以患上几种疾病。在这里就存在着以下几种结局和情况可供选择:

1. 能消除疾病又不会产生痛苦,也不会遗留不适。

2. 能消除疾病但会产生痛苦,或会遗留不适。

3. 能消除疾病但也会对人造成危害甚至危险。

4. 不但不能消除疾病,还会对人造成危害甚至危险。

5. 可能消除,也可能不能消除疾病,但会对人造成不同程度的损伤和危害。

6. 可能消除,也可能不能消除疾病,但不会对人造成不同程度的损伤和危害。

基于以上情况,一旦生病我们应该选择什么呢?只要不为生命体生存下去带来无法忍受的痛苦和终止生命,就不为大过。带病生存、延年,而无大苦,这并不是一件坏事。如果疾病无可避免,又无法治愈,而且治疗还会节外生枝的话,那么,如果带病既不造成痛苦,又不影响生存,还能延年下去,那就应该是一件值得高兴和庆幸的事情。如果看病不顺眼,一定要将病除之而后快,结果给生存带来痛苦和危险,这种找病害的行为显然是极不明智之举。西医有很多治法是双刃剑,而中医的根本大法不是除病而是和人,所以中医在很多疾病情况下都是优选的疗法。更何况在很多时候,西医所谓的疾病不一定真是疾病,他们通常以一极端的典型病例作为评判标准,而治疗不同程度病例的方法也通常采用这一标准执行,如此便会导致治疗的弊大于利。西医的发展史都一再证明:过去认为是问题,有时还是非常大的问题,后来又认为不是问题,或非常小的问题。与其后来弄得无法收拾,倒不如当初选择带病生存最为上策。

贰拾贰　时代呼唤中医的回归——
上知天文,下知地理,中知人事

　　中医看病实际上是通过收集人体各方面变化的信息,然后分析这些信息的变化,再用各种方法调节这种信息的变化,让它达到平衡状态。这些信息归根到底是人体对天地自然变化,社会环境变化的反应状况,其中包括了人体先天的遗传信息,后天的与时俱进而获得的能力信息。而中医用以调整人体的中药,也因其有生命、有历史积淀,所以也包含了大量的遗传和生存信息。中医就是用这种含有大量信息的药,来治疗含有大量信息的人,所以才能使人的状态处于一种平衡的状态。所以,信息的把握对中医非常重要。

　　中医所必须具有的知识素养或知识结构,《内经》已经作了原则性的规定,即"夫道者,上知天文,下知地理,中知人事,可以长久"。精通医道的人必须具备天文、地理和人事方面的知识。这根源于人类生命活动是以宇宙天地为大背景,人类生命是宇宙大生命的缩影,健康与疾病是处于天地之中的人的两种生存状态这一事实。《内经》把人的生命与疾病现象置于天地人的三才系统中予以考察,研究人的疾病与健康离不开天地四时阴阳。疾病与健康不是人体的孤立事件,而是与天地人系统的运行息息相关。所以《内经》反复申言不知天文、地理、人事者不足以为医,对医家的艺能有极高的要求。《内经》对医家艺能极尽苛责的要求得到了后世大医家的普遍赞同,中医学是学贯天人的哲学。中医为什么要知天文、地理、人事呢? 这就是因为人是生存在自然和社会的环境中,环境中的各种影响与人的生存息息相关。人能很好地生存,就是能处理好和适应环境影响,不能很好生存(也即是生病了),那是由于不能处理好和适应环境影响,恢复正常生存,就是恢复人能很好处理和适应环境影响的能力。所以,中医治病和养生是一回事。治国也情同此理,所以又有上医医国,中医医人,下医医病之说。当今大医乏人的根本原因是文化变迁,传统失落,医疗目的和方向有所迷失。解决之道是重振传统,回归中医本源,再造中医学。时代呼唤中医回归——上知天文,下知地理,中知人事,对此应该给予充分认识并充满信心地身体力行。

贰拾叁　中医特别需要有同知识结构的患者认同和配合

　　医疗实践从表面上看，是发生在医生与患者之间的一种人类交往实践活动。在这两者关系中似乎医生是主要的，患者是无所谓的，听由医生发落就行了，治疗的结果在相当程度上取决于医生的技术。实际上，二者是相互促进的互动关系，甚至是建立在一定认同基础上的文化互动关系。

　　只有高水平的观众才会有高水平的演员，只有高水平的患者，才会有高水平的医生。现在的中医医疗实践中，医生自己对中医缺乏切实的认同感，根基不厚，医技欠佳；患者对中医知之甚少，很多是病急乱投医。在这种情况下，中医的疗效就可想而知了。所以我认为当今大医乏人，中医衰落的深层原因是文化大背景的转变，及医患双方知识结构认同差异造成配合不好。

　　医学绝不是孤立的学问，而是与文化密切相关的。中医学要仰赖于中国传统文化的滋养，中医学家要以传统文化为其底蕴。历史上的大医是中国传统文化孕育出的杰出代表。今天中国的文化观念大变，就很难造就大医了。但问题也许没有那么悲观。

贰拾肆　离开传统文化学不好中医

　　具体说来,在中医的培养中,要努力营造传统文化氛围,加强传统文化方面的学习,按照中医的本真精神来理解中医学。这里要说明一下,我为什么总是强调传统,强调对中医学的本真理解。根据人类实践的基本原则,只有正确地理解某一学科的基本原理才可能有有效的实践结果,这就是理论对于实践的指导意义。只有理论不一定就产生有效的实践,但是不能准确地理解理论,一定不会有有效的实践。古代大医卓越的疗效源于其对理论的精确把握,当今中医疗效的下降是中医理论水平下降的必然结果。如果对中医理论掌握得好坏与否不影响中医的疗效,我也不会在这里喋喋不休地讲这些话了。

　　当今的中医大夫之所以难以真正进入中医的境地,把握中医的精髓,其根本的原因,在我看来是思维方式的变异造成的。

　　中医进入现代以来,中医人员基本上在中学阶段接受的知识,是现代西方的科学教育,养成了西方科学的思维方式。而传统中国人文思想与这个思维方式完全不一样。如果斗争、扭转、对抗的思维方式占上风,就更不容易理解接受传统的中医思维。

　　中医尤其强调人与自然界协调统一的"天人合一",养生治疗讲究"以和为贵""以平为期",过犹不及,体现不偏不倚的中庸之道。可以说中国的传统文化给中医的发展提供了丰厚的土壤,中医学又是中国传统文化的实践。中医药文化是包含和超越中医药技术本身的一种文化形态,与中国传统文化的其他形态融为一体,如古人端午挂菖蒲、艾草,饮雄黄酒,佩香囊以避邪驱瘟;重阳登高插茱萸、吃重阳糕、饮菊花酒健身祛病等,从这些传统民俗中,我们可以看出中医已经深深地渗透到了中国人生活的方方面面。可见,中医药能将日常生活的方方面面应用于治病养生。

　　中医的基本精神首先是治人,其次才是治病,其养生治疗的思想主要就是做调适,并非强调单纯吃药。就是采用日常生活中多种文化方法将人体阴阳、气血、体用、形气等调整到最适宜于自己的平衡状态。除了心理生理上的调适外,也需要进行一些补助调适。吃药、针灸、导引、八段锦等就是一些补助的调适。

即使有病，我们首先应该强调进行自我调适，这个自我调适包括多个方面，心理的调适，是最关键、主要的。《汉书·艺文志》里面讲到神仙，神仙者，所以保性命之真，怎么才能保性命之真呢？看破生死，没有什么惊恐，把世事也看透了，当然能够保性命。所以心理调整是关键；第二个是饮食调适；第三个起居调适，起居要有节；第四个劳逸要结合，不妄作劳。调适所有生活方式的根本目的是来恢复你自身的平衡，并不是攻你的病，而是让机体得到调节，达到阴阳和谐。所以离开了传统文化学不好中医，甚至可以说无法学习中医。

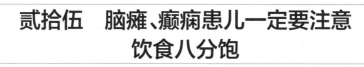

贰拾伍　脑瘫、癫痫患儿一定要注意饮食八分饱

在治疗小儿脑瘫、癫痫的临床实践中，我深深地体会到饮食过饱乃至伤食，会加重患儿的发作和痉挛程度，从而给治疗和康复带来很多显见和潜在的负面影响，而这些影响对大多数患儿家长来说，又往往不易察觉，因而危害性也更大。对此很有必要提请治疗医师和家长对此予以足够注意，并加以防范。

临床上经常遇到当家长看到患儿开始好转后，心情高兴，这时便容易想为患儿增加饮食营养，殊不知当患儿好转时，患儿的能量消耗实际上也开始减少，饮食量也应注意减少一些或维持原量才是。这时一增加饮食常会引起慢性或积累性食积从而加重痉挛程度，但这种加重又是慢慢加重不易被马上发觉，故其隐藏的危害也自然十分可怕。正常儿童伤食和食积也会导致痉挛，引起抽搐。如宋代的钱乙在《小儿药证直诀》就专列一条"伤食后发搐"，谓此搐乃"伤食后得之"。明代王纶《明医杂著》惊搐云："小儿忽然惊搐，目上视，摇头咬牙，症候怪异，世俗多作肝经有余之症，投以惊药。岂知饮食停滞，痰涎壅积，亦多类惊者，便须审察，有无伤积腹痛，胸满呕吐恶食，轻者消滞化痰，重者探吐滞积，而后调之。"

我的临床体会，伤食则胃肠积滞，里气壅塞不宣，中焦升降失司，浊气不降，郁而为痰，蒙蔽清窍，神明失守，则发惊搐。实际脑瘫患儿十有八九都出现大便坚实秘结，腹部胀满甚或坚挺，这些都是积滞的证候。再一多食则更加积滞，不仅肢体痉挛要加重，而且脑部神明症状也会逐渐或忽然出现，如神疲、反应迟钝、心烦、干吼、神呆、癫狂、项强、角弓反张等等。

我家世代业医，对小儿治疗我常强调"若要小儿安，常带三分饥与寒"。随着今天物质生活的日益丰富，饥字对小儿尤其要引起重视，否则一个饱字将会造成无穷尽的疾病灾难。多年来，我在临床上看到小儿脑瘫伤食加重病情，影响治疗和康复情况屡屡发生，而一般医生和家长因缺乏此方面的知识而不断盲目增加营养，使之形成恶性循环，故撰此文，以提醒医生和家长注意。

贰拾陆　不正确的干预造成更多障碍 阻挠脑性瘫痪回归正常发育轨道

这里所谓的脑瘫,包括一切脑病所致的肢体运动障碍,如中风后遗症、脑萎缩、小儿脑瘫、帕金森病、多发性硬化等。对这些病,不是任何时尚、流行的治疗方法都会产生有益的效果,不正确的或正确的治疗方法施术不当,都不仅无益还会制造障碍,阻挠恢复,并可能产生新的病变。就是正确的治疗方法,操作时太过和不及,也会造成危害。由于现今很多治疗方法总体而言是治标不治本的,故而很多具体方法使用不当反而容易造成一些新的问题、新障碍,使本已偏离正常生命运动和正常发育轨道的患儿雪上加霜。

常见引起脑性瘫痪回归正常发育轨道的障碍主要产生于哪些方面呢?一般而言主要容易出现在营养、训练、治疗、心理、情绪、生活方式,兼夹其他疾病、家庭干预等等方面。只有消除了这些原因才能消除回归正常生命运动和正常发育轨道的障碍。根据我们长期的临床观察,治疗和训练一旦不适当,反而是最容易引起麻烦的两个方面,当然其他方面也很重要,也是产生麻烦的地方。现在脑瘫的诊断由于准确和及时,早期的各种干预也提前了,最常用的干预方式就是医疗和训练,但是任何一种有效的方式方法,都是一把双刃剑,更何况脑瘫的治疗和训练尚处于一种初级水平。因此,弄不好反而会增加问题,这些问题有些是目前能看到的,有些却会为今后造成更大的麻烦。仅举例如下:

1. 补药引起的问题:因为是精气亏虚,所以用补顺理成章,但补药会出现诸多不良后果。一是滥补既伤后天之本脾胃,为今后的生存和恢复都埋下隐患。二是滥补还会加重人体阴阳不平衡,精气更加亏损。三是即便补得恰到好处,体能得到增强,患儿有力量运动了,因异常运动的有力,造成肌肉关节等运动形体的损伤的可能性也增加了,如果不及时加以防范,就会增添回归正常发育的困难。但就我们的临床观察,能防范及此者,医生家长概率极低。

2. 推拿的问题:推拿基本上患儿都在采用。实际上推拿运用不当负面影响相当大,如皮肤、关节、韧带、肌肉、血管、神经、内脏的损伤,既多潜在的又多显见的,还常常见到骨折的现象。推拿出现副作用可与医技不精和患儿形体脆弱有关,但自古以来,都有医患对此不予重视的现象。如明代张介宾在《类经》中就忧心如焚地谈道:"今见按摩之流不知利害,专用刚强手法,极力困人,开人关节,走人元气,莫此为甚。病者亦以谓法所当然,即有不堪,勉强忍受,多见强者致弱,弱者不起,非惟不能去病,而适以增害,用若辈者,不可不知慎。"证之今日,此类情况仍未绝迹。

3. 训练引起的问题:运动器官损伤主要表现为体质损伤。对脑瘫的治疗,在很多情况下都滥用治疗而表现为干预过度,过度干预的危害不仅很多患儿家长,而且很多医生也未能清醒地意识到。这是由于脑瘫是一种难症痼疾,所以患者、家人和不少医生都对综合治疗有自然的依靠倾向,于是过度的治疗干预就往往有容易产生的基础了。肌肉损伤,在运动、劳动和日常生活中都是多发常见的。脑瘫患者不但肌肉的结构和功能比正常人差,而且每一动作所付出的运动量大大超过正常人,这样既容易导致工作能力下降,又容易发生过度负荷而导致肌肉损伤。一旦发生肌肉损伤就会引起运动功能障碍而使活动困难。如果再不根据个体的承受能力和运动训练后的恢复情况继续重复过度的肌肉工作,所引起的肌肉结构和功能不仅会相对稳定地改变,而且还会不断加重恶化。如果在结构和功能还没有完全恢复的背景条件下,在过强工作的外力作用下可能导致肌肉的急性损伤;即使在没有受到过强的牵拉,但多次在肌肉结构没有恢复的条件下重复超过习惯负荷的后继运动,会导致肌肉的收缩结构形成不同程度的僵硬条索。造成这样的结果后,通过长时间甚至多年的休息和调整也不能恢复到正常水平。无数的病例说明:脑瘫患儿肌肉损伤加重伤残,基本上都是过度训练或活动引起的。

贰拾柒　要辅自化不能助代化

外因是变化的条件,内因是变化的根据,一切治疗措施都是外因,只要生命存在,外因的作用就非常重要,之所以重要就是外因作用恰当就能促进内因发挥出根据的作用来。但外因对内因可以产生两种不同性质的影响,一是帮助内因增强顺自身自然方向运变的能力,这就是辅自化;另一种是从外面去直接代替内因起某些已知方面的作用,这就是代化,也即代替人体自然运化。

中医坚持的医疗正确作用不在于代替,而在于创造条件去辅助患者本身自控、自调、自生、自化、自和的能力,去自行化解影响修复和发育的因素。也即是说,医疗手段的作用,主要是帮助患者恢复和增强其自身的自然痊愈机能去消除病害,恢复健康。

生命体的自化是一个相当复杂的过程,要想完全认识和控制其自化既不可能也无必要。即使在已认识和能够可控的范围内去人为干预过多过久,也将不能尽如人意。实际上,一切自然整体生命运动,皆只能通过自化,不能完全寄希望于外力代化,若用外力代化,一定会不同程度破坏事物的自然整体进程,难免出现与预期之目标相违背的负面效应。

每一种疾病都是自在生命运动失和的表现,每一种疾病都只有通过自在的调理才能从根本上痊愈,每一个人都藏有化解自身疾病的神机,每一种疾病的化解都有一个时间过程,医生的任务只是帮助与促进失和的生命运动自行和谐,既不能越俎代庖,更不能拔苗助长。以小儿脑性瘫痪为例,经过现今世界各国各种康复训练、药物、手术等方法干预,运动障碍虽可改善但消失概率极少,从长期疗效不巩固等结果来看,就是由于把重点放在代化上的缘故。中医从来强调无代化、无违时、辅自然、赞天地之化育,顺随万物之运变,这应该是一条值得努力去探索的道路。我认为要想获得较长时间的理想效果,不能完全期待于康复训练方法的开发,而应该重视脑部疾病本身的治疗,而脑部损伤的恢复必需求之于整体气血阴阳处于健康水平的常阈之中。只有在脑功能恢复发育的基础上,恰当的康复训练才能事半功倍。本能需要发育才能体现,只有技能才需要训练方能获得,如果大脑本身的问题得不到解决,获得的技能也可能减弱甚至丧失。

贰拾捌　虽有智慧，不如乘势

　　中医的主要认识领域是人的生命过程，及其各种运动方式的相互作用，中医的行为目标在于促进生命过程与方式的自主实现，自由发展，自行和谐。对于疾病，中医认识病因以运动方式的失和为主，认识病机以生命过程与方式的异常运变及其态势属性为主，中医治病是以生命过程的自在自为重新和谐为目的，运用调理气机、平和气态、引导气势等方法。中医最为关心的是生命机体活动的流变、功能和关系，是阴阳五行，气血经络一类的动态性能。所以，势就自然成为中医的核心内容之一。势概念在中国古代学术中使用很广泛，有态势，趋势，威力的含义。任何事物，在任何时候，都会处于各种内外关系的影响之中，而所呈现出的整体状态即为势，故势无所不在。

　　势总揽了事物向某一方向演进所需要的条件，但对势要一分为二，很多势还是有弊无利的，认识和把握各种势只有通过辨析和洞察疾病变化的整体状态和整体证候来获得，而一旦获得有利之势并加以利用就能对治病产生事半功倍的效果。势有自然之势和人为之势，对体内自然之势的使用即为用势，如表证汗之、里实证下之；对体外自然之势的使用即为借势，如冬病夏治。人为之势乃造势，是为了在所形成的整体关系状态中，能够充分调动和激发正气，以求以最大的优势和最高的效率战胜疾病。势是一定时间条件下某些不同关系的集合，势的威力产生于关系之"和"，即整体。为医者要妙用关系以发挥潜能，汇聚能量，在一定范围内形成悬殊的能量势差，一旦启用，则"势如矿弩，节如发机""如转圆石于千仞之山者，势也"（《孙子兵法·势篇》）。中医治病，只要能把握处理好各种关系作用，就能找出和制造出这样以微小能量可以转动机枢，以微弱刺激就可以引起突变，牵一发而动全身的方式方法和机会。有势差就不均衡，不均衡是构成一切运动、运化、发展的根本法则。故《孟子·公孙丑上》云"虽有智慧，不如乘势"。自然的势差不足以消解疾病时，就必须人为地增强所乘之势的势差，即造势。

　　千万不要把借势用势和造势去用于单纯地减轻和消除对抗症状，这样就可能破坏机体的自然状态，打乱本来的自然整体关系，既会产生副作用还会从深层次对健康造成负面影响。用势、借势和造势归根结底还是为了更好地帮助与促进机体本然存在自身调理和转化病态能力的实现,即辅自化,恰当的辅自化可以引发一系列生命运动方式的有序变化。势是场域,是趋向,是蕴藏深厚的关系结构。巧妙地营造有利之势,将合理的治法作用于人体,人体的潜能就会顺势张扬,甚至不得不张扬,而且会愈来愈强势。这就是医生所要做的事。造势就是创造关系,就是创造有利于正不利于邪的关系,从而张扬人体潜能,恢复健康。

贰拾玖　借势、用势和造势的本质是辅自化

《老子·五十二章》云："道生之，德畜之，物形之，势成之。"无势不能成物，当形成疾病之时，其本然之势理所当然会奋起抗病，然而不能愈病，显然受挫，需要得到外力的帮助才能获得恢复和加强。本然之势必须用，外来之力必须借，帮助其本然之势能获得恢复和增强而采取措施就是造势。一定不能将造势理解为用外力代替内力，一切造势的行为和目标都是为了恢复和加强其内在本然之势，这样才是真正的辅自然。要造势首先要认识势，要能正确判断患者当前的态势和趋势。有胜气就有复气，有损伤就有修复，有克就有生，有邪侵就有正驱……为此，只有弄清楚哪些症状是邪气危害机体的表现，哪些症状是正气祛除病邪的表现，才不会开口动手便错。对于正气自救的态势和趋势，必须加以帮助和推动才能邪去正安；而对于邪气危害健康的势态，则需要加以抑制才能减少危害。造势就是要制造出各种各样切实可行的方式方法，帮助和提升正气的态势，压制和减弱邪气的态势，其本质就是帮助患者自救自愈的能力去自行复归本然的健康状态，而不单纯是以打压邪气为目的，也不是代替人体正气去维持一个外力保护下的健康。

把重点放在打压邪气上的确也能减轻病症，但归根结底健康要由"正气存内，邪不可干"来保证，所以当"邪之所凑，其气必虚"时，单纯打压邪气即使成功，正气不复还是会后患无穷。要依变而用势，顺时而乘势，自然而造势，不将主观的欲求和做法从外面强施于病人，以图代替病人自身的生化，而是以患者自身所处之势的张力，促其自行达到预定目标，这样就没有做不成的事。因为这是医生的所为，所以谓之造势。总而言之，用势、借势和造势归根到底都是为了辅助人体本然抗病愈病之势，这是问题的核心，一切违背这个核心的势都有可能走向异化。

临床已经证明而且将继续证明，中医学的重点在于提升人的自然整体抗病愈病能力，着力瓦解疾病存内的整体关系，使之自行消解甚至完全失去致病能力，从而达到协助机体治愈疾病的目的。而不是单纯依靠刀对刀，枪对枪的用硬拼实力的方法，去消灭致病因素夺取胜利。所以辅助正气驱邪之势自古以来都是中医学关注的焦点。

叁拾　和实生物,同则不继是造势的原则

　　必须注意的是,中国传统哲学认为,万物的品性由关系决定,和实生物,同则不继,"和"能生物创新的前提是不同,唯有不同的事物之间才能产生相互促进、相互提升的作用,从而形成"和"的关系。和的概念就是整体的概念,凡是达到和的事物,即把若干种不同的事物按照一定的秩序结构综合成一个统一体,可以产生出比原来更丰富、更优良、更富于生命力的新质。这些新的品性和功能,属于这些要素结合成的整体,而不属于各自孤立的要素。和实生物侧重于质,强调整体比其局部会发生质的变化。

　　声、色、味皆不过五,其变不可胜穷,其原因全在于关系的变化和整体对局部的超越,都是和实生物的结果。所以,无须去找寻和制造什么特殊的药物和方法,就是常用的中药、针灸、推拿、食疗、气候环境、药物导引、内治外治、移精变气、文体娱乐、饮食衣着、情志转移、旅游休闲……都可能因其搭配合理而成为化腐朽为神奇的方法。古人常说,天下无神奇之法,只有平淡之法,平淡之极乃为神奇。审察病机,调动生机,最平常的方法依势而用在最恰当的时候和地方,都可能是最惊人和神奇的力量,古今事例不胜枚举。

　　赞化和导引万物不需要完全弄清楚事物内外所有联系、信息和生化机制,需要做的只是认识和把握事物生长变化所必须具备的势。这样做,既可以支配事物的复杂性,同时又可以利用事物本然的复杂与精巧。通过激励人体气化神机的调控能力,引发人的自在突变机枢,使其达到和谐有序的态势,从而实现自行化解疾病的目的才是中医的上乘功夫。

　　治病不能单靠对抗病因、抑制症状、替代功能、补充不足、切除病灶,而更要依靠因病用势、借势和造势去调理失和,促进生机,使整体的生命运动不得不朝着自调、自控、自和的方向不断地滚雪球式地演进,才可以实现以小制大,以少胜多,以四两拨千斤,提高控病、愈病的概率和效率。高效源于巧妙,这是中医治病的神机所在。

　　针灸、推拿外治,饮食、药物内治,这些不同的方法都可以作用于机体而形成和的关系。只要去探索就能发现它们与机体形成的关系,再与其他关系交织就能产生出种种不同的结果,掌握其规律并加以巧妙地组合、恰当地利用,

就能启动、激发、增强机体的修复能力、生长发育能力。只要坚持无代化的原则,再求之于势,就能为许多难症痼疾找到一条崭新的道路。在理性上重视用势、借势和造势去辅自然,"赞天地之化育"是获得较佳效果的途径之一,值得进一步研究。

治疗后要使患者在天人相应中能和谐相处。治疗后要达到的最佳目标是:①消除现在的疾病状态,恢复到健康状态;②提升今后应对这些疾病的免疫和修复能力;③同时提高患者使自己能够在无别于大家的自然生存环境中,有与万事万物和谐相处而又不病的生存能力。④还应当尽可能对患者心神调理,使之能在精神上获得健康。

通过施术症状消减后,人的整个机体不能获得健康感觉,甚至出现这里好转,另一些地方又出现不适,这就说明施术是治标不治本,就必须调整治疗的思路和方法。

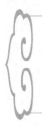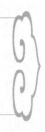

叁拾壹 只要既有近期又有远期效果，那么就应该考虑到这种治法已可能启动了人体的自化

1. 临床上有效果，现存理论无法解释时，只能说明解释的理论有问题，应当进行新的理论探索。还是以针灸能治疗感染性疾病来说，针灸肯定不是将抗感染的物质带入了人身，显然是针灸通过它的刺激，启动了人身体内种种我们现今能说明或不能说明的，能化解感染危害人体的作用机制。也即是说，感染性疾病完全可以通过抗感染以外的途径获得治愈。打开和提升人体本身抗感染的机制比任何外入的对抗治疗副作用都少，对生命都更有价值，这已是中西方医学的共识。

2. 有临床效果，用现行科学检测评估无法解释，这只能说明现行科学检测评估应该改进。

3. 机体的生命力是通过机体的活动所呈现出来的现象表现出来，这些现象可由人体自身感觉得到，也能由他人观察得到。任何治疗不论各种检测指标如何，凡是引起形体所透露出来的生命气息不佳，这种治疗就不是辅自然的方法，反之则是。中医要在临床上不断提高自己通过四诊对生命力的判断能力，并且要尽可能借用现代医学和现代科学技术丰富中医的诊断理法。

4. 只要既有近期又有远期效果，那么就应该考虑到这种治法已可能启动了人体的自化。

叁拾贰　郭贞卿砭术的特点

一、带穴是诊断、治疗、预防、养生四位一体的部位

郭贞卿砭术疗法所施术的部位，既是诊断部位，又是治疗部位，还是预防及养生的部位。临床对一个具体病症的治疗，首先要通过中医四诊，进行辨证论治，确定病因、病机、病位，然后用郭贞卿带穴大致划定施术部位。在施术过程中再根据医生的触感和病人的非正常反应而进一步决定重点施术的部位。

二、施术于局部，着眼于整体反应；用术于形体，着眼于神机变化

施术于局部既要注重局部变化，更要追求整体的反应，如脉象、感觉、气色、精神等。调形体、通经气、畅神明，归根到底是使患者自身生命活动恢复正常。整体调整：不仅仅着眼于病，更着眼于整个人体的状态，尤其要尽可能找出引起疾病的整体原因来。在治疗过程中，要不断看到整体精气神形不健康的表现向健康方向发生变化。在治疗过程中，要根据病人的具体情况，纠正病人的不良生活习惯，不健康的精神状态和人生观念等。

三、以往来不穷谓之通为目的

就是说治疗后要有向相反状态变化的现象。

《周易·系辞上》："阖户谓之坤，辟户谓之乾，一阖一辟谓之变，往来不穷谓之通。""阖"，闭。"辟"，开。"一阖一辟"指阴阳交感，刚柔相摩。"变"，变化。《周易·系辞上》言："变化者，进退之象也。""进退"，言旧物退而往，新物进而来，阴阳交感，刚柔相摩，有旧物消失，也有新物产生，即为进退往来之象，这就是"变"。《周易》认为，仅仅一进一退，一往一来，不能体现阴阳"日新"的大德，"日新"即是不断地产生新事物，因而进退往来也就是一个无穷的过程。只有往来不穷，才能使事物不断发展，不断发展即是通。把一个个变化连贯起来，或者说使变化不要停顿，就是通，而这只能依靠"往来不穷"而实现。《周易·系辞下》讲"变则通，通则久"。由于变化的无穷性，才使世界成为永恒的

存在。因为世界就是作为一个过程而存在。《周易·系辞下》言："往者,屈也；来者,信(伸)也；屈信相感而利生焉。"屈信相感并不是简单的"复",而是有"利"在其中。《周易》所讲的"变"与"通",类似于变化的阶段性和连续性。其关于"变、通"的思想是相当深刻的。治病、防病、养生,实质上是一个整体过程,不能分散更不能分割,才能健康地以尽天年。

四、一切手法和治法都在于寻气、行气,发动气

对气而言,郭贞卿砭术除与传统认识有相同者外,其独特之处在于追求通过对气的作用而发生感应才是目的。寻气,是寻找能发生感应的"转万斛之舟者由一寻之木,发千钧之弩者由一寸之机"(五代谭峭《化书》)的枢机。行气即扣动机枢。发动气,即静观患者之元气经受术之驱动后,去启动、协调、控制、运化……完成自调而达自稳。施术是一个有感而应的过程,它的核心之处,就在于寻找能产生治病感应的施术部位、扣动方式、这次动作能产生多大自化效应。

五、调神是一切诊治的前提

患者主观不能获得效果终归疗效会受限,这是调到神的体现之一,属于患者的主观感觉。作为整体生命活动的主宰,神的变化它能为医生的四诊所能察觉。施术之后,医患双方都能感觉到向好转健康方向变化,乃是调到神的具体体现。

六、不代化,助自化

一切治疗手段都是消除阻碍患者自身自控、自调、自稳、自疗等能力的发挥、发展。所以,任何治疗的结果都不仅仅着眼于局部症状的消减,更注重于整体精气神形的转归,更注重施术后的后续效应如何。所谓代化,就是用外源性的方式方法,去直接补充、直接帮助人体的物质、功能。如升压药,康复训练,手法矫形等等都是。如果人体相应的自稳能力不能获得重建,那么,代化永远不能解决问题,不仅如此,反而还会添乱。

七、立竿见影

即施术后要立时感觉得到有益性的变化,如果不能立竿见影地产生有益性的变化,一般就表示不能产生效果。就还需要继续改变治法或手法,直至产

生有益变化为止。施术时医生手下要感到有所得和有所失,患者心里也要感到有所得和有所失,这才能说是立竿见影。

八、手法重视轻可去实,四两拨千斤

其本质是要借力而不是用力,是疏通经络借元气之力去自我调治,而不是用手法去直接调理。表现出来的特点就是秤砣虽小压千斤,蝴蝶效应等等之类的情况。

九、不主张祛邪务尽

治疗不主张祛邪务尽,留一点问题让患者自身去消除,从而促成患者保持健康的能力获得提升。

十、防治结合

防病治病结合在一起,健身养生结合在一起,减轻痛苦、提高生活质量、延长寿命等结合在一起。一般施术恰当,就会使人气血流畅,消除淤积,协助人体自身本就拥有的自我调整能力去防治疾病,增强维护健康的能力,病者会有一种神清气爽的感觉。

十一、砭针灸药食摩导并用

这里的导指导引,摩指推拿按摩,食指饮食调养和食疗,砭针灸药食摩导相互为用,根据具体情况互为主辅。砭针灸药食摩导并用,是治病养生防病必不可少的配合,并用能显著提高疗效。

十二、注重整体

认为整体决定局部,部分由整体生出,功能重于形体,形体有赖功能调控。治病过于着眼于局部、形体,往往会步入穷于应付的局面。整体状态好转,人体就会步入自我调整的良性循环。

十三、触形、行气、通神

要获得良好的效果,医工对穴道的施术要有不同层次、方向、方式、时间、时机等等的讲究。而且要医患双方都静心息气,全神贯注,共同去体会施术过程,双方不断反馈感觉及体会,这样才能使治疗达到通到神的效果。

叁拾叁　触形、得气、通神

治疗的最高追求是能通到神,使神能自行地调控生命活动。通神,就是启动和辅助、加强了人体阴阳自和的机制,郭贞卿砭术为外治疗法,它治疗的精髓就是治疗时除既要感到立竿见影有所得失,更强调施术的最高追求是能通过触到体、调到气、最终通到神。中医学认为,神是生命活动的主导,气是生命活动的实现,形是生命活动的器宇。生命的这三个要素各司其职,相互关联,缺一不可。施术后的结果要产生整体的连续反应,使机体通过自身的生命运动,去调整人体的失调的疾病状态,使之逐渐回归健康状态,这就是神为生命活动的主导的体现。

一、触到体

1. 诊断和治疗要找到并接触到与疾病有关联的形态实体变化所在。并对这种异常形态实体进行恰当的刺激,而达到利用异常形体与疾病之间的关联消除疾病。

2. 没有异常形态,但二者之间从科学或经验证明通过某种刺激方式,能消除某种症状或疾病。总之,施术的着手点是形态实体。

二、调到气

调到气,就是立竿见影地见到效果,治疗不能见到立竿见影的效果就是没有调到气的反应。《灵枢·九针十二原》云:"刺之要,气至而有效,效之信,若风之吹云,明乎若见苍天,刺之道毕矣。"也即是说,通过对形态实体的恰当刺激,或谓恰当的相互作用,获得消减症状的效果。

三、通到神

这里神的含义,就是《周易·说卦》所讲的"神也者,妙万物而为言者也"之神。通到神,就是指治疗后会不同程度地恢复机体自行调整疾病状态的能力,能在治疗间隔中,产生出由疾病状态向健康状态转化的良好效果。如果治疗后，所获得的效果不巩固、不持久、不扩展，不继续，就说明没有通到神。神是支配生命活动自我调整、修复、抗病、适应等自和的根本力量和主宰，能否通到神，是治疗作用到底是代替人体正气去直接对抗、消灭疾病，还是扶助人体正气，让人体正气自己去调整自身不健康的状态。

要想通到神，首先要学会四两拨千斤。只要生命还存在，生命活动就会尽一切努力调整自己的异常状态。医生的治疗应该是因势利导地扶一把，而不是撇开正气去代其征伐，所以治疗量用不着很大，这是其一。其二，疾病能否治愈，归根结底还是取决于正气的调节能力能否将异常状态调整正常，因此，就只能不断处于一个协助的地位去帮助正气。其三，应变源冲击人体的着力点可能很小，但有时产生的影响却可能很广泛。一个微小的刺激，也可能引起巨大的变化，这在古今中外都有共识。西方所谓的蝴蝶效应，中国所谓的四两拨千斤都是同一道理，之所以产生这种巨大的作用，本质上还是触及正气的势能。应用郭贞卿砭术就要在临床上去悟透这个道理，去找寻这个势的范围，这是机关的所在，由此而蓄势拨机，就能效可通神。

超越机体能承受的刺激量，不但不能治病反而会致病，造成医源性疾病。这是郭贞卿砭术再三强调的医诫之一，特别是取得一定疗效时，尤其要提高警惕。

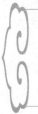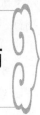

叁拾肆 砭术针灸推拿的重要作用机理之一,就是通过人为造成适当的损伤,从而激发、旺盛、升华人体各种生命活动能力

布不裁不成衣,木不劈不能入灶,盆景草木不断生长,如不加抑制修剪,任其自然生长,不仅会影响其应有的美态,失去艺术价值,还会因为枝条无序生长,使树势十分紊乱、松散,失去层次,光照和通风不良,引起下部枝叶枯萎、脱落,更易遭受虫害。花果盆景果小色差,完全失去了盆景应有的内涵。因此,必须对树木进行适时的绑扎和修剪,以保持枝条平整、层次清晰,不使其长高长野,不断完善、提高观赏价值。再以果树而言,果树树冠随树龄增长而扩大,任其自然生长,则往往枝叶过多,势必造成外密内空、树势早衰、病虫孳生,树势衰退,产量、质量降低等后果。必须及时、合理修剪才有可能避免这些问题。人也不能例外,不经常予以有益的刺激,就不可能保持和提高健康水平。

万物同理,旧的不去,新的不来,只有不断地去旧来新,保持旺盛的新陈代谢,生命才能既持续又健康。有时靠内在的能力不能完成新陈代谢时,就必须靠外在方式帮助,如植物修剪一样。

人不仅离不开生存环境的各种刺激,而且只有在与这些刺激的不断相互作用下,才能获得健康生存下去的可能。适时、适度的刺激,是激发、增强生命活动种种能力的法宝之一。

人体以生存为核心,针对生存环境的改变,会发生相应的适应性改变,从而保证健康和生存。反之,要保证健康和生存,就必须要有意识地通过有益的刺激去提升人体的适应能力,这才会对健康和生存具有积极的意义。

我非常强调有损伤才会有修复,有修复才会有进化,所以要经常利用各种刺激提升和旺盛人体的各种生命运动能力,才能保持健康,益寿延年。为此提出了人一旦患病,虽然是坏事,但也要通过这种情况,去留一分邪气以强身健体的理法。人体总是针对环境的变化作"适应性"变化,即每当环境变化(受到环境中各种刺激)时,人体内都会及时地产生一系列变化,这变化有明确的方向——总是变得更能适应改变了的环境,总是增强自身对外界刺激的抵抗力,并由此产生出能抵抗外界刺激的结构及功能。

每一个个体都是一个不可分割的统一整体,它有自身整体特有的平衡运动。它随时调节与维护整体的平衡、稳定与正常。正由于人体有随时调节体内平衡的能力,才使得人体有强大的运动能力、工作能力、自我修复、自我再生能力,是任何机器无可比拟。人体之所以能产生生存的适应性运动,是因外界的任何刺激作用于生物体时,都会不同程度打乱了它内部的平衡、稳定。天气冷热、光线明暗、饮食摄入、声音颜色、气味、情绪……这些日常可见可不见的,都是刺激因子。人们在受到各种刺激的情况下身体出现应激反应是正常的。但是不要长时间地接受一种刺激,如果长时间接受同一种刺激身体会发生异常,对身体是不利的。为保持其平衡、稳定,人体必产生适应性调节运动。也正因为这种运动是在生物体整体平衡的基础上进行的,因而新的适应性功能和物质的产生,虽然可能表现在人体的某一局部,然而却是整体生命活动调节各个部分的结果。正是这一特性,才使人的平衡运动不是简单、机械、始终在一个水平上的平衡,并且由"适应"而不断产生新功能、新物质、新结构,从而能不断地战胜变化的环境,不断发展自身。

总之,不均衡才是构成生命运动进化、发展的根本法则。适当、适量的损伤所造成的不均衡,能升华人体生命活动力的量和质。

砭术针灸推拿的重要作用机理,就是人为造成适当的损伤,从而激发旺盛人体各种生命活动能力,特别是修复能力获得升华,所以砭术针灸推拿成为中医防病治病养生中非常重要的方式方法。《中庸》第一章:"天命之谓性,率性之谓道,修道之谓教。道也者,不可须臾离也,可离,非道也。"修道之为教,砭术针灸推拿要在修和教上下功夫,才可能提升参与赞助天地之化育的智慧和能力,才有可能提高治疗技术和效果。

综上所述,砭术针灸推拿的重要作用机理之一,就是通过医生根据医学道理人为造成适当的损伤,从而激发整体产生对损伤的一系列修复生命活动,既修复了所造成的损伤,同时又修复了人体内与所造成的损伤相同的其他部位的损伤,并产生且提高了人体对与此相类损伤的种种修复能力,甚至激发旺盛人体各种生命活动能力,使之整体生命力获得升华。所以砭术针灸推拿成为中医防病治病养生中非常重要的方式方法,其作用不可小觑。

但是治病养生要懂得留有余地的道理,《菜根谭》云:"路径窄处,留一步与人行；滋味浓的，减三分让人食。此是涉世一极乐法。"又云："争先的径路窄，退后一步自宽平一步；浓艳的滋味短，清淡一分自悠长一分。"

最后要强调一下，砭术针灸推拿损伤程度要能产生有益作用的规律是：适当有效，轻无用，重有害。掌握这个度就是医生的综合诊疗水平的体现。

叁拾伍　针术提升感悟

针入穴中,要想获效,必须注意以下几点:

1. 下针要轻、慢、缓,只有如此才能做到去细心体悟针下感觉,一有不同平常之反应,即要针停不动,询问病人的感觉如何,然后施术或消除、或增强、或维持医患的这种感觉,术后用结果去判断其效果,久之,多之,自能提升针术。

2. 针入穴中,要体悟施术的手技、受术者的反应、施术者的压手和术手的感觉。能达到立竿见影地减轻病症的痛苦和程度,就说明这种手法和反应对这种病症有效。把这几者综合起来分析、归纳,再在临床中去反复体会、实践。

3. 要认识到穴位是一个立体的空间,在这个空间中,包含对若干病症的治疗小空间,针刺只有刺到能治疗病症的小空间时,才会产生效果。穴位的立体概念非常重要,不可等闲视之。

4. 要极其细致地去体会针下各种细微玄妙的变化,对于这些变化要与部位、工具、手法、时间、体质、疾病、情绪等等方面结合效果综合进行分析总结,一定要从中体悟到一些东西出来,并在今后的实践中反复咀嚼。

5. 每遇问题或体会一定要记录下来。

叁拾陆 岂止麻疹而然

日前翻阅旧时杂志,《中医杂志》1964 年第 1 期,关幼波医师《对麻疹治疗的点滴体会》这篇短文中载:"余临床数十年,在经治的麻疹患儿中,发现部分患儿,开始并无表证,病邪由气入血,至血分而发病,故症见发热不恶寒,面目红赤,咽红烦渴不安,疹出遍身而色紫红,脉见弦数,属于血分毒热炽盛,壅于肺胃肌表,我往往用清热润肺、活血解毒之剂而收奇效。今将基本处方介绍如下:玄参、僵蚕、蝉衣、大青叶、桔梗、生地黄、赤芍、牡丹皮、紫草、金银花、花粉、知母、黄柏。"

读关氏此文,我亦深有同感。几十年来,我对麻疹一证,也遵活血解毒之法,每获良效。未出疹,或初出疹,即使有表证,我也使用活血解毒药物。就是小儿感冒发热,我亦将发表清解与活血解毒相配合使用,我的体会是早用血药,于治于防,均有效益,与清热解表法有协同作用。

前人有一定要待营血证见,才使用血分药的告诫,认为早用血分药,会引邪深入。我认为,这是前人经验之谈,也许其中还有血的教训。但是我想,这比如虚则补之,气虚补血无效,势所必然,因为补的具体对象错了。而古今也不缺乏这样的医案,同为气虚,同用人参以补气,其结果却见有效与无效之分,何也?还是以前人具体的事例来说。徐灵胎治毛公裕痰喘亡阴一案,用人参入煎剂和用药汁送服人参块,其疗效迥异;吴棹仙治噫气症,前医三用旋覆代赭石汤不效,吴氏亦用此汤,只是将白人参五钱,炙甘草三钱,另煎先服,约隔一时许,继服方中合煎诸药,仅一服而噫气顿止。由此可以体会到,补的具体对象错了无效,而即使遣方用药恰当,服法不适当也不能取效。谁能说温病早用活血药引起的实在教训中,没有属于犯了上述错误而造成的呢?因此,我认为学古不应泥古。

对于温病早用活血药的问题,我的看法是,一方面温邪必然会由卫 - 气 - 营 - 血地逐层深入,因而卫气营血各层都有一个防御邪气步步深入的问题。由于营血分之药物和卫气分之药物一样,都有防和治的轻重区别,如果选用不当,当然会先伤未受邪之地,造成引邪深入的不良后果。但是,如果选用得当,却又会加强人体的防御功能,有力地抵御外邪的逐步深入。另一方面,卫和气关系密切,理论和临床上都有可分和不可分之处,而气和血之间的生理关系也相当密切,无论从哪种角度讲,气病不波及血分是很难自圆其说的。行血者,气也,温邪侵入气分,血分安有泰然处之者。而特别是那些必然逐层波及血分的诸种病证,如麻疹、风疹、猩红热、流行性乙型脑炎、流行性出血热、肠伤寒等,在气分病变的过程中,就很难截然划分病邪到底是否波及血分,如果一定要等到血分症状出现后,才使用血分药物,未免近乎斗而铸兵,渴而挖井,不亦晚乎!

在小儿的疾病中,如麻疹、猩红热、腮腺炎等等,初起均与感冒难以区分,为了提高临床疗效,多方兼顾,这样既能治疗目前,又能防患未然,实属较全面的治法。经反复临床实践,我制定出下方:

金银花 10g,连翘 10g,蝉衣 6g,枳壳 6g,牛蒡子 9g,甘草 3g,葛根 9g,牡丹皮 9g,赤芍 9g,防风 5g。

此方主要用于小儿外感发热诸证,临床加减的一般规律为:发热为主者,加大青叶 15g,桑叶 6g,石膏 15g,山药 12g;咳嗽加杏仁 9g,前胡 9g;喘加地龙 6g,苍耳子 10g,麻黄 3g;而气虚者,加党参 10g,黄芪 10g,山药 15g;小便短赤疼痛,加生地黄 10g,淡竹叶 5g,栀子 6g,车前子 5g;苔腻脘闷食减者,加藿香 6g,滑石 9g,白蔻仁 3g;夜热甚,舌绛者,加青蒿 6g,地骨皮 15g,玄参 10g,鳖甲 9g;口渴舌燥,加麦冬 10g,石斛 12g,天花粉 9g;咽喉疼痛红肿,加马勃 6g,土牛膝 2g,射干 8g;皮下出斑者加石膏 15g,水牛角 20g;皮上有疹者,加紫草 9g,青黛 5g;便秘加熟大黄 1.5g;心烦加胡黄连 3g;纳差食积加焦三仙各 4g。

外感热退以后,不外乎有两种情况,一是津液亏耗,余热未尽,可用竹叶石膏汤或沙参麦冬汤善后。另一种情况就是出现脾胃气虚,即纳差、精神委顿、思睡等,可用参苓白术散加减以善后。多年来,我用上方治疗小儿外感发热,疗效颇佳,对多种外感病证均能很好地加以兼顾。

陈某,男,五个月。发热 38.5~39.6℃已一周,注射青霉素、链霉素、庆大霉素,服中药凉膈散、白虎汤、清瘟败毒饮等,热势始终不退。视其指纹,青紫粗隆,舌苔薄白。处方:金银花 9g,连翘 9g,枳壳 3g,蝉衣 5g,牛蒡子 25g,甘草 1.5g,葛根 6g,大青叶 15g,石膏 10g。一剂热减,二剂麻疹满布。5 个月的患儿,极少出麻疹者,诊病处方时亦未知其为麻疹,何以能获得满意的疗效呢?盖因方中透疹药物之故。蝉衣、葛根这类药物,有疹则透疹,无疹则散邪,实能多方兼顾,扩大治疗范围。

小儿患病,易虚易实,病邪传变较快,在热病中早用血药,比等到营血证出现后再使用疗效更佳,这样做正是防微杜渐。我多年来都坚持这种观点去指导儿科的临床,自感尚可。

对于成人热病,我也坚持这样早用血药的观点。叶天士在《外感温热病篇》中云:"大凡看法,卫之后方言气,营之后方言血。在卫汗之可也,到气才可清气,入营犹可透热转气,如犀角、玄参、羚羊角等物。入血就恐耗血动血,直须凉血散血,如生地黄、牡丹皮、阿胶、赤芍等物,否则前后不循缓急之法,虑其动手便错,反致慌张矣。"我认为叶氏所言乃"大凡看法",是示人的规矩,以便成方圆。事实上,温病传变迅速,难以循序划分,而气血之间,本亦难以拆分,气热者脉数就是明证。且血药之选择亦有防和治的区别,所以,我主张早用血药,如果不能预见性地用药,就难以获得良好的效果。以我数十年的临床体会,早用血药是治愈外感热病的一种有效方法,于治能切合实际复杂情况,于防能先安未受邪之地,乃两全之策,与临渴掘井,自有高下之别。前贤强调"上工治未病",早用血药,就是用药制邪于病机变化之前的一种行之有效的"治未病"的手段。临床一般运用规律是:气分热盛时,可配用清营法,注重透热转气,使由气波及营血分之邪,得以透气分,并在清气中得到清除。

神昏谵语斑疹等血分症状出现之前,常有先兆,大凡高热不退时,其夜有烦躁,睡则梦语,醒时清明,或无神识症状,但舌红绛者,皆为入血先兆。此时即须使用凉血之品,病轻者用牡丹皮、赤芍、生地黄,病重者可用紫雪丹、牛黄清心丸或至宝丹。

舌上有绛色红星状突起者,即须使用凉血散血之品,如生地黄、玄参、牡丹皮、赤芍、犀角等,舌上无津者,可加白茅根、芦根,如属湿温病,也应如此处理,因湿温进入血分,与其他温病治疗法一致。

叁拾柒　清解药与汗下法之关系谈

在临床中,我有这样的体会,对于温病高热的治疗,如果只根据卫气营血的辨证,不配以清热解毒的药物,难以提高疗效加速退热;而单用清热解毒药物,不根据卫气营血的阶段,而相应地采用宣透、保津、透气、凉血、通腑、开窍等法,清热解毒药物也难以有效地、较快地发挥其清解作用。这里仅以汗、下两法与清解方药配伍的关系,谈谈自己的一点体会和看法。

菌、热、毒是温病中高热的主要因素,清热解毒的方药,就是针对这些病因进行治疗的主要方法。近年来,根据江苏、湖北、四川等地对清热解毒方药的试验研究证明,中药清解药物的作用机理,并非只是简单的抗菌和解热,主要还在于提高了机体吞噬毒素的能力,减轻和对抗各种毒性反应,改善了毒素导致的生理、生化功能之失调,从而避免了严重的病理改变。根据古代医学家所积累下来的丰富临床经验,和现代试验研究资料来看,以清热解毒为主要的治疗原则,贯穿于卫气营血的各个阶段,以治疗高热,既符合中医的理法,也能经受实践的反复验证。

正由于中医的清解药物之作用,不同于西药针对病因治疗的抗生素,所以,把清解药物的使用与西药抗生素使用等观是不妥当的。清热解毒药物除了具有祛邪的一面外,还有补正的一面,以中医的术语来说,黄连、黄柏尚有坚阴的一面。就现代药理研究来说,不少清热解毒药物如黄连、黄芩、金银花、鱼腥草、白花蛇舌草等,能增强机体的免疫能力,提高白细胞或巨噬细胞的吞噬功能。再以清解药物之祛邪作用而言,如黄连一药,除具解毒作用外,它还有清热燥湿、泻心火及苦降止呕、健胃等作用,及很强的止血作用,因此,仅将黄连视为近似抗生素的运用,就未免降低和局限了此药的功用。每一味中药,都是一个小复方,因配伍和炮制不同而可突出其中某些方面,清解药物也不例外,其清热解毒往往是通过多方面的途径得以达到的,扶正祛邪是其中途径的两大类别。因而如果只注意其中的某个方面,而忽视其他方面在认识上是片面的,在用法上是不可取的。从总体上讲,某些中药清解作用不如西药抗菌作用强,而用之临床,又能与抗菌所媲美。我认为,主要原因有二:一是因为中药清解本身是多途径发挥作用,而另一方面中医有许多其他行之有效的治法相互配合,从而为病邪欲在人体发展造成不利的局面。在这两者之中,单用其中任何一项,都只能起到一定的作用,虽能应付一般情况,却不能对付复杂和严重的情况。只有二者相互结合起来,才能发挥出更大的优越性。清解方药与汗下法有机配合,就是发挥这种优越性的具体措施之一。

当有表证时,使用汗法的确能够减轻症状,临床上也常可见到这样的情况:"体若燔炭,汗出而散。"汗法的有些作用,用现代医学能够予以合理的解释,然而有些作用却还无法得到清楚地说明。因此,按照中医对汗法的认识去加以运用,仍然是当前汗法运用的重要指导思想。这里从两个不同的侧面,举例说明清解法与汗法合理配合之重要性,以及在临床运用中的价值。

重清解而忽视汗法案:

王某,男,4岁。高热39℃两天,呕吐两次,咽喉疼痛、红肿,口渴唇燥,舌苔薄黄,舌质红,无汗。用银翘马勃散、感冒退热冲剂、注射庆大霉素、银黄注射液等,均不能退热。

我为之疏方为:大青叶15g,薄荷5g,紫苏5g,黄芩10g,白花蛇舌草15g,一剂汗出退热,再用加减银翘两剂即愈。原治颇为奇怪,谓此中药物与前治并无本质差别,何以效殊? 余曰:因加表药使之汗出故也。

重汗法而忽视清解案:

吴某,男,3岁。患儿咳嗽一周余,近三日发热,不思饮食,喉中痰鸣,无汗、指纹浮紫,大小便正常,流清涕,舌苔薄白,体温38℃,手足末微冷。先用参苏饮加减,咳嗽稍减而仍发热,又用桑菊饮加味,汗出热退,复又发热。视其扁桃体红肿,又用银翘散,接着体温升至39℃,又用柴葛解肌汤,仍是服药后汗出热稍退,不久又汗止发热。我诊后疏方:板蓝根12g,大青叶12g,重楼6g,黄芩9g,白花蛇舌草10g,山药15g,太子参9g,生地黄10g,石斛9g,薄荷5g。一剂汗出溱溱,嘱其不可冒风,二剂体温正常,后用参苓白术散加银翘以善后。

下法在温热病的治疗中,能逐热邪、下燥屎,并由此而保津液,是病邪入里,热结阳明阶段祛邪外达的重要方法。下法与清解药物相配合,相得益彰,能明显提高疗效。虽然目前对其中机制尚不能完善地予以解释,但是临床上却每能因用之恰当而显示其优越之处。如凉膈散证,方中用大黄和不用大黄,疗效差异就比较明显,而使用指征却不一定在于大便秘结与否。上焦热甚之鼻衄证,用下法就能釜底抽薪,使血不上溢,与单用凉血止血药的区别,在临床自有公论。温病、温疫学派诸家,对清解与下法论说甚详,其用药精当、辨证细致,每能给人以临证启迪。我认为,中医论治法的使用不可偏执,接受前人经验也应当如此，方不致误。早年读书临床，对下法之运用，经历过数次喜惧之变迁，方达到今天这样比较熟练运用下法的程度。在这些变迁中，给予我最深的教训是：学习或使用、总结某种治疗法则、经验以至学说时，一定要注意其适用的范围，宁肯缩小，万勿扩大，过于执着，反受其害。比如说，吴又可认为"因邪热而致燥结，非燥屎而致邪热""邪为本，热为标，结粪又其标也"，据此，通大便是手段，目的在攻逐邪热。所以，吴氏明确地指出使用下法，"勿拘于结粪""承气非专为结粪所设"，证之临床，吴氏此言确有独到之处，对前人学说有所突破，扩大了下法的应用范围。初用吴氏之法，我尝到了不少甜头，渐渐地将下法逐邪热的作用过于提高，结果在几例重症面前几致束手。清热解毒法过去早已用之应手，由于过高地强调下法逐热作用，而忽略了清解法的配合，这是治疗上失手的原因，这些原因，过来后思之简单，可在当事时就非常糊涂，常有百思不得其解之苦衷。所以在临床上，我每每以具体病例向学生们讲解清解法与下法配合益彰之机理，以及单纯强调一方一法之弊病。

临床上清解法与下法合用我主要用于以下情况。

火热上壅之血证，如吐血、鼻衄、齿衄等，症见面目红赤，烦热口渴，咽干鼻燥，二便闭涩，脉洪数有力，常用黄连、黄芩、栀子、玄参、犀角、生地黄、白茅根、大黄、淡竹叶之类，便通热撤则血止。

胆热上壅之头痛，症见前额或太阳穴处疼痛甚剧，常连及腮颊齿龈，并有目赤、耳鸣、口苦、脉弦数等症。宜用龙胆草、山栀子、牡丹皮、夏枯草、柴胡、黄芩、苦丁茶、蒺藜、甘草之属，在治疗过程中，还须不时使用大黄或芒硝以泻下，不必一定有便秘情况，如此使用，效果显著。如冉某，男，26岁。头痛二周余，逐渐加重，每日下午开始，入夜更甚，早晨和上午轻微。鼻塞，时流清涕，经X线拍片，排除鼻窦炎病变。左侧前额、太阳穴连及腮齿，痛甚不能忍，每致失声，按之不能减，但亦不加重。查血常规，属正常范围，舌苔白腻，脉弦紧不数，口亦不苦。用青霉素、链霉素注射，口服去痛片、一粒止痛丹、颅痛定等无效，痛势日渐增长，小便也不黄，用热药疼痛又更甚。方用：龙胆草10g，栀子12g，牡丹皮10g，夏枯草20g，柴胡18g，黄芩15g，苦丁茶12g，蒺藜12g，甘草6g，用熟大黄6g另泡水兑服，以保证大便日两次为度。服药后疼痛递减，服十剂病愈，半年后随访未曾复发。

湿热黄疸。《金匮要略》所载之茵陈蒿汤、大黄硝石汤、栀子大黄汤，均以泻下为主，是中医治疗黄疸行之有效的方剂。对于湿热黄疸，有便秘症状者，可以使用下法攻逐湿热之邪，如果没有便秘者，也可以使用下法通利气机，帮助清解药物以解毒利湿，对于这种情况，我常间隔使用下法。

痰热壅肺之喘咳，此证成人小儿均可见到，尤以小儿为多。咳嗽痰喘、腹胀、按之痛、舌苔黄腻、高热，脉浮数或弦数，甚至抽搐，常用麻黄、杏仁、款冬花、浙贝母、人工牛黄、白芥子、紫苏子、葶苈子、鱼腥草、黄芩，每加泻下药物以通腑，不仅退热快，且咳嗽痰鸣消除也较快。不过，不可过用下法，如连续使用，消耗过多正气，反而有害无益。

其他至于如急性胆囊炎，胆道蛔虫伴感染，阑尾炎等多种急腹症，使用清解药物与下法配合，早已为人们所熟识了。

叁拾捌　阴精虚发冷

《清代名医医案精华·叶天士医案精华·痉厥》中载一案："冷自足上贯于心,初起周身麻木,今则口鼻皆是冷气。病起惊恐,内伤肝肾为厥。冲脉隶于肝肾,二脏失藏,冲气沸乱,其脉由至阴而上,故多冷耳。淡苁蓉、熟地炭、五味子、紫石英、茯苓、牛膝。"

考发冷恶寒一症,内多为阳虚生寒,脾虚气陷,痰饮阻格等;外有寒邪外来,寒中阴经和热邪内郁,热深厥深等。对于阴精虚发冷恶寒的论述,却较为少见。叶氏此案,"病起惊恐,内伤肝肾为厥。冲脉隶于肝肾,二脏失藏,冲气沸乱,其脉由至阴而上,故多冷耳",察冲脉病变,《素问·骨空论》曰"逆气里急",这被历代奉为冲脉病变的主要特点。前代名家多有人认为冷气上冲乃属于火者,如朱丹溪即说:"上升之气,自肝而肺,中挟相火,自下而出,其热为甚,自觉气冷,非真冷也,火极似水,积热之甚。"余师愚也说过:"病人自言胃出冷气,非真冷也,乃上升之气,自肝而出,中挟相火,自下而上……阳亢逼阴,故有冷气。"至于治法,丹溪主张投以辛凉,行以辛温,制服肝邪。治以咸寒,佐以甘温,收以苦甘,和以甘淡,补养阴血,阳自相附。但细究叶氏此案,虽亦有冷自足上贯于心的见症,但用药却主要为补精血和镇冲逆之品,可见其中的机理值得进一步探讨。

卫气在人体中除有卫外固表的作用外,对人体内脏又具有温煦的作用,"气主煦之"即乃卫气作用之一。卫气根源于下焦,滋养于中焦,开发于上焦,外御六淫,内温周身。肾阴为卫气温煦之力之本,肾精不足,不能转化为肾气,不能助肾温升,则卫气每因根本不足,常使人体自觉发冷耳。阳虚之冷,世人每知其常,而精虚之冷,世人却多忽其变。叶氏此案,正精虚生冷之隽品,值得注意。

我临床上基于此,对冬季每生冻疮的患者中,阳虚见症不明显,用补阳气之方又出现燥热之象者;或阴虚亏损之人,均可在补精血的方中,略佐辛温通络之品,常使数年之冻疮不复发作,此亦一明证。在内伤杂病中,也常可以见到有恶寒一症不属气虚阳虚,而属于阴虚精虚者,不可不细察,其临床表现与阳气虚寒者大致相同,而使用补阳益气之药却无效。

钟某,男,37 岁,干部。自觉背心有掌大一块发冷数年,久治不愈,曾服金匮肾气丸、补中益气汤、参茸丸、苓桂术甘汤等方,均无明显疗效。观其舌质淡白,舌上苔白,但颗粒粗疏而嫩,有如稀粥或豆花之类的食物残渣一般,口中津液多。诊脉细数,两寸亦显不足。细问病情,又知常常感冒,且素有失眠史,但饮食纳化和二便却又正常,余无所苦。此乃阴虚发冷之症也,乃用党参、黄芪、苁蓉、熟地黄、山药、当归、紫石英、升麻、柴胡。方中熟地黄、山药均用至 30g,而升麻、柴胡各 1.5g。仅服数剂,而病愈大半。由此可见,阴虚发冷之症,实非妄谈,值得结合临床实际作进一步研究,并从中找出规律来,这对于中医基础理论的发展有益无害。

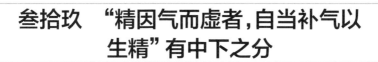

叁拾玖 "精因气而虚者,自当补气以生精" 有中下之分

精指阴精,此精为五脏六腑之精,藏之于肾,亦谓之肾精、肾阴、元阴。肾阴不足,原因很多,除先天禀赋不足,后天不善摄养外,诸如外感内伤都可损耗肾阴。气虚补气,阴虚补阴。这是临床上行之有效的常理常法。但是,临床上也有相反的情况,气虚补气,阴虚补阴,不但不能愈疾,反而会增病,如果反过来气虚补阴,阴虚补气,却又能获得满意之效果。这里主要谈谈我对阴虚补阴病况更重,补气方能恢复阴虚这类情况的体会和认识。

张景岳有一句名言:"精因气而虚者,补气以生精。"这就是说,如果精虚的原因是气虚,那么,气虚就是因,精虚就是果。也许最初精虚是原因,气虚是结果,久而久之,气虚又成为原因,精虚又演变为结果,但目前治疗的时候,气虚却是精虚的原因。因此,精因气而虚的情况,并非一定是气虚在前,精虚在后,而是无论气虚、精虚何者在前,何者在后,只要在当前治疗的时候是呈现为气虚不能生精的情况时,都应当补气以生精。此时如果仍拘于常法而补阴,则因果倒置,只会增重病情。

由于在中医学中气有功能与物质之分,因此,对于气能生精这个问题也要从功能和物质两个方面去进行论述。

先说物质之气生精。气为阳,精为阴,张景岳、沈金鳌等论阴阳,多从互根的关系着眼,认为太极之中,阴阳本无区别,动则为阳,静则为阴。根据这一理论,我们可以推论为人体的阴精有赖于水谷之充养,水谷入于胃,转化为水谷精气,其运动者,则是营卫气血,其静藏者,则是五脏之精,当五脏之精藏于肾后,即是肾精。如此看来,物质之气虚亏是能引起物质之精虚亏的,补气亦即可生精,这是基于精气同源而做出的结论。《内经》云"精生气,气化精",也即是表明了上述物质之精气相互转化的思想。

再说功能之气生精。精不足者,补之以味,这句话说明了精是以水谷五味而得以补充的。但是,水谷五味转化为精,必须有一个纳化过程,简而言之,必须腐熟水谷,使之成为营卫气血津液,再转化为精,这些转化过程都是人体功能活动的结果。脾胃功能腐熟运化水谷精微,五脏的功能还包括使各自之精得到充盈,只有在这个基础上五脏六腑才有充盈的精,再通过人体的功能活动转输藏之于肾,成为肾精。就是说,"味"变化为水谷精微,再变化为五脏之精,再藏之于肾为肾精,这一系列过程,都只有通过人体功能活动才可能实现。换言之,人体功能之气的活动才使物质之气转化为精的必然性得以成为现实。

了解气生精的全部含义后,就可以理解到,所谓补气以生精,必须由两个部分所组成:一是必须补之以味,此味是将饮食和药物都包括在内,不能只理解为饮食,不少的滋补药物即是味、亦是精,而不少的食物又都是滋补药物,所以食和药的概念不能截然划分,这点必须注意;二是调整功能之气的活动,只有这样,气生精才能得到根本的保证。明白了这个道理后,便可进一步讨论中下焦之气生精的情况。

由于物质的精与气主要来源于水谷饮食,因而中焦脾胃对阴精的产生和积蓄有着很大的影响。脾胃属土,为后天之本,胃主纳谷,脾主运化,全身阴液物质均须脾胃之纳化、转输得以补充。脾胃气虚,中土无权,则阴血化生枯少就能导致阴精匮乏,在这种情况下只有补充气才能使阴精得以恢复,对这种精血之亏的治疗,补精血是无济于事的。

向某,男,2岁。体格瘦小,毛发枯黄,容易感冒,常表现为咳嗽、发热、伤食、腹泻等症,且每为此类病缠身而不以摆脱。舌上苔腻,而舌中心无苔,舌质嫩色红。患儿唇红干燥,夜间烦躁,口渴。诸医皆谓阴虚,服药疗效不佳。后因感冒咳嗽来我处诊治,见其印堂青筋显露,色紫,纳差,腹胀、便溏,我以参苓白术散原方加杏仁,嘱其连服四剂。四剂后患儿舌上无苔处有一层薄白苔生,咳嗽消除,食欲增加,腹胀减轻。去杏仁连服十剂后,患儿前后判若两人,体胖,面色红润,舌苔正常。

另外还有一类情况,一些阴虚之人,更兼见脾气虚弱不能运纳的情况,而补阴的药物又每多黏腻碍胃,对阴虚的治疗又难以骤复,久补阴又碍胃纳,前贤对这种矛盾的论述颇多。如叶天士云:"阴虚血后痰嗽,必胃强加谷者,阴药可以效灵,形羸食少,滋腻久用,必更反胃。"在这种情况下,往往就须先补脾气,待脾气健运后再补阴。具体方法约有三种:一是薛立斋所喜用的早进补中益气之品以补中,晚进补阴之药以补下;二是先健脾,待脾气健运后,再补阴;三是补阴和健脾之品同进。不过,这类情况虽然也是阴虚补阴往往会加剧症状,但却不属于补气方复者,因为这类阴虚还是必须在脾气健运后,仍然通过补阴的药物才得以恢复的。

下焦之气是指肾气,肾气为十二经之根本,为五脏六腑功能活动之动力,也是全身功能活动的基础。肾气不仅对中焦脾胃有很大的影响,而且对全身五脏六腑的功能活动都有很大的影响。因此,对于肾脏本身来说,肾气虚就不能摄纳和贮藏五脏六腑之精,这样就会因摄藏功能不足而造成肾阴不足;另一方面,肾气不足,则全身功能活动也会因之而不足,使五脏六腑各自的摄精功能亦不足。它们各自之精不足,则肾精将更显不足。还有一个方面是,肾气对中焦脾胃功能的影响,这就直接关系到人体纳化水谷的转化为阴精的问题,这又成为五脏六腑之精和肾精足与不足的重要原因。总之,诸种联系相互影响,每每形成恶性循环,前人涉及此类问题中的各个方面的医案颇多,兹举叶天士一案于后。

有形血液,从破伤而损,神气无以拥护。当此冬令藏阳,阳微畏寒,奇脉少津,乏气贯布,行步欹斜,健忘若惯,何一非精气内夺之征?将交大雪,纯阴无阳,冬至一阳来复也。见此离散之态,平素不受暖补,是气元长旺。今乃精衰气竭之象,又不拘乎此例也,人参、鹿茸、归身、炒杞子、茯苓、沙苑。

前人此类医案甚多,颇能说明下焦气虚而致精虚的理法方药。事实上,临床上这一类的病人也不少。如傅某,女,39岁,干部。经期近年来常提前,月经量多,色红中夹紫色血块,舌质红,苔薄白,手足心热,咽干、口苦,手指关节疼痛,接触冷水则疼痛更甚,胃纳欠佳,略多食则胃脘不舒,脉细数。按阴虚内热论治,服滋阴清热剂如知柏地黄丸类,不仅胃纳更差,而且经量更多,经期仍然提前。我认为,脉细数无力气虚之故,此由气不生精,亦不摄血而致,改方用黄芪、阿胶、三七粉、肉苁蓉、锁阳、红参、菟丝子、沙苑、当归、蒲黄炭、肉桂炭以补肾气,则内热减轻,精血减少,月经周期逐渐正常。

综上所述,可以得出这样的结论,精因气而虚者,有中焦和下焦之区分,中焦气虚是脾气虚,它引起的阴虚是由于脾不能纳化水谷以生阴之故;下焦气虚是肾气虚,它主要是引起整体气机、气化不足,造成五脏六腑之精不足,从而导致肾精不足。这是因为肾精既来源于饮食水谷补充,又来源于五脏六腑之精的积累,所以,肾气不足和脾气不足都能够成为引起精不足的原因。一旦出现了这种情况,就只有补气(脾或肾)才能恢复阴精。

在使用补气以生精的治疗方法时,应该注意以下几个问题。

补气之品不可用纯烈刚燥之剂,更不可操之过急,补气以复精,实质上是旺盛功能之气和补充物质之气,以加强物质之气转化为精,这里面就存在着一个物质积累和转化的时间过程,前人所谓阴不能骤复,其中就包含有这个意思。相比之下,这个积累和转化过程的时间比对功能之气的调整相应要长一些。因此,补气之法若选择燥补之药或操之过急,从阴阳的诸种关系上讲,反会造成阳盛阴衰的局面,从而不利于阴精恢复。

侧重于补功能之气以生阴精的时候,其要点在于保证气机的流畅,这样五脏六腑功能就会因之而旺盛。因此,治疗上当注重阳动,也即是说补气重视加强人体气机流动之性。补中焦药如黄芪、砂仁、白蔻、茯苓,并适当配用枳实、陈皮等,补下焦则用附片、淫羊藿、巴戟天、杜仲等。侧重于补物质之气以转化为阴者,其要点在于使气化旺盛,则阳气就能转化为阴精,因此,当重视滋补,也即是补气须注意选用甘温有“味”之品,补中焦如党参、甘草、扁豆、莲米、白术、山药之类,补下焦则是锁阳、枸杞、苁蓉、熟地黄、菟丝子等。

补中焦的重点在于调整纳化,能纳化则阴可康复;补下焦的重点在于旺盛全身功能,全身的功能活动旺盛,亦不愁阴不恢复,二者重点不一,须分别加以侧重对待。

肆拾　足少阳主骨之理论及临床

《内经》中多处提到过胆主骨的问题，如《灵枢·根结》云："少阳为枢……枢折，即骨繇而不安于地，故骨繇者取之少阳，视有余不足，骨繇者，节缓而不收也。所谓骨繇者，摇故也，当穷其本也。"《灵枢·经脉》指出："胆足少阳之脉……是主骨所生病者……诸节皆痛。"杨上善注："足少阳脉主骨，络于诸节，故病诸节痛也。"张景岳注："胆味苦，苦走骨，故胆主骨所生病。又骨为干，其质刚，胆为中正之官，其气亦刚，胆病则失其刚，故病及于骨，凡惊伤胆者，骨必软，即其明证。"《素问·诊要经终论》云："少阳终者，耳聋百节皆纵。"王冰注曰："少阳主骨，故气终则百节纵缓。"

从上可见，《内经》从理法上对胆主骨的问题做了阐述，并指出有一种骨繇之病的治疗就应当取之少阳。而后世医家在方药上对此亦提出了具体的见解，这里选录一些如下，供参考：

《永类钤方》谓："胆虚寒，头眩足痿，恐畏失精，三因温胆汤，济生茯神汤。"

《三因方》温胆汤"治胆虚寒、眩厥、足痿、指不能摇、躄不能起、僵仆、目黄、失精虚劳烦扰，因惊胆慑，奔气在胸、喘满、浮肿、不睡。半夏汤洗，去滑，麦门冬去心，各一两半，茯苓二两，酸枣仁三两(炒)，甘草(炙)、桂心、远志(去心)姜汁合炒。黄芩、萆薢、人参各一两，上为锉散，每服四大钱，用长流水一斗，糯米煮，如泻胆汤法(注：泻胆汤法为：每服四钱水一盏，炒糯米一捻，姜七片，煎服)"。

由于肝与胆相表里，所以前人对肝胆治法多相通用，临床运用肝胆方治疗类似《内经》所谓骨繇之症者甚多，比如：张仲景的芍药甘草汤，可治脚挛急，《杨氏家藏方》称此方能治湿热脚气，不能步行，《朱氏集验方》则称此方治脚弱无力，步行艰难。

妊娠或妇人闭经，常有手足麻痹一症，治疗这类证候的常用的方子是柴胡四物汤。荻野台洲说："妇人妊娠，十指麻木者，系血热所为，此病夏月尤多。轻者不及药，分娩则愈，重者与柴胡四物汤。"张公让也曾谈道："一少妇年十七八，经闭数月，其夫以为妊娠，屡服安胎补血之剂，经闭益甚。头痛腹痛，四肢有麻痹感,周身疼痛,余以柴胡四物汤投之,一剂而轻,三剂而愈,再加催经剂数剂而经来。"

亦有用大柴胡汤治手足麻痹症者,如《蕉窗杂话》说:"桦山某寄居萨州,病右足将十五年,每骑马步行,未及二里,即麻痹不用。自六月上旬,求治于余,与大柴胡汤……其月中旬,病人求告,因感风邪而发热。诊之,热虽壮,殊无风邪之候。令仍服原方。自服大柴胡,一日即下利一二行,经二月,腹大痛,下秽物如败布,长九八寸,甚多,皆柔韧不可断。如是者半月,热解痛止。而足之麻痹,亦霍然若失。"

以上为用肝胆剂治疗手足麻痹,其病程数月至十余年,从中我们可以多少窥见胆主骨的一些实质含义。

用肝胆剂治疗手足抽搐症者亦不少,《素问病机气宜保命集》云:"产后药,治产后经水过适断,感于异邪,手足牵搐,咬牙、昏冒,宜增损柴胡汤。"唐容川云:"子痫者,血分之风也,其证忽然昏冒,卒倒无知,手足抽掣,过时则醒,口噤反张,乃孕妇血虚,风邪入肝之所致……逍遥散、小柴胡汤,皆可借治。"肝经血虚发搐,可用折肝散:柴胡、当归、甘草、白术、茯苓、川芎、钩藤。此方实际上是逍遥散的加减方,有时也可用治半身不遂。栗园说:"东郭用此方于大人半身不遂,必由心下至任脉挛急动悸,心下气聚而痞。医以手按其左边见者,必问其痞否? 又如左胁下柔和,必问其有无怒气乎? 若无怒气,则不宜此方。"东郭的这些经验能启示我们对肝胆和半身不遂之间有机联系之探讨,以及与其他类型半身不遂之区别的理解,对这些问题栗园又曾进一步地加以说明:"半身不遂不语者,世医终以中风为目的,然此皆肝积、经隧闭塞,血气不得顺行,以致不遂也。属肝实者宜大柴胡汤。以由右胁心下之凝结或左胁之筋拘挛,大便秘、善怒等证为目的。"

《温知堂杂著》云:"风湿肢节疼痛者,柴桂加苍术多有效。不必拘风湿门诸方。初起多以葛根加苍术,而乌附当麻之类无效者,大抵宜此方。柴胡桂枝汤条文云:'支节烦疼,外证未去者',盖以此为目的也。近来,余屡以此方得奇效。"

秦伯未疑孅症为现代医学之共济失调(《内经类证》)。

由上述可以看到,"少阳主骨"这个问题,古今在理法方药上都逐渐有较为完整的积累,因此,有必要与肾主骨进行鉴别。《素问·热论》云"少阳主骨",《素问·阴阳应象大论》云"肾生骨髓"。这两句经文,颇有不同之处,如果再根据肾和胆的其他生理功能进行综合分析,那么就可以看到胆主骨应当是主筋束骨,肾主骨乃是肾生髓以养骨,二者生理功能及病理表现是各不相同的。

肾主骨髓早在《内经》中有多处记载,认为肾藏精,精生髓,髓藏于骨腔之中,以充养骨骼,如小儿先天不足,肾气虚亏,则可致软骨病,成人骨髓不足,可致腰脊不举的骨痿。中医的这些理论,现代医学也已能对其部分加以解释。现已知肾脏能合成与分泌一些激素,可引起骨骼病变,发生骨质疏松,不耐久坐,行走不利,甚至发生自发性骨折或囊性纤维性骨炎。肾性骨病还可以由肾小管功能不全而引起骨软化。此外,部分的骨骼变化,也可损及肾脏,而引起肾脏疾病,如类风湿性关节炎晚期可累及肾脏引起肾功能恶化;多发性骨髓病,也常可伴肾脏病变,有时此病首先出现的症状是腰酸或腰膝不利,骨痛,并以此而来就诊。总之,肾与骨之间的联系,已越来越受人们的重视,其他科学对此的研究探讨也越来越细致深入,且国外也有专书出版。与之相比,胆主骨的理论和临床的研究就相形见绌。我根据对前人医案和理论论述,再结合自己多年的临床探讨,对胆主骨作如下归纳。

少阳主骨的本质是肝胆主筋束骨。其病变部位以胆为主,其中不同程度地牵涉到肝。

少阳主骨的主要病变表现为:周身关节(可以是全部,亦可表现为部分)弛缓无力,或不由自主地震颤,或疼痛,虽然能够行动,但运动不稳。在此基础上再伴见胆经的其他病变症状,如脉弦,口苦,头晕,胸胁不舒,惊恐胆怯等等。如无胆经其他病变则较难诊断为少阳主骨之病,往往为其他原因导致的病变。

胆主骨一般可分为四个证型:①少阳胆热型,表现为筋不束骨与胆热证候共见。有精神症状者,用柴胡龙骨牡蛎汤为基础方加减治疗;有内见积滞,致使经络湮瘀而然者,可用大柴胡汤为基础方加减。②少阳湿热型,表现为筋不束骨与胆经湿热偏于热者,用龙胆泻肝汤。③少阳瘀阻型,表现为筋不束骨与胆经瘀血证候共见。有精神症状者,用薛生白仿吴又可三甲散为基础方;以血瘀症状为主者,用血府逐瘀汤为基础方加减治疗。④少阳虚寒型,表现为筋不束骨与胆经虚寒证候共见。

表现为肝胆虚寒,胃浊上逆者,用吴茱萸汤为基础方加减;兼有气滞者,宜暖肝煎,寒重者用当归四逆汤加黄芪、苁蓉。

以上仅略举大概,其他如小柴胡汤、逍遥散、复元活血汤等,也都是常能入选之方,医者可自行针对临床证候进行选择。

肆拾壹　慢性病当有方有守和药随证转相辅相成

近人谭次仲曾说道:"慢病慢治,如灌花,如溉木,当假以时日也;急病急治,如救焚,如救溺,稍纵即逝也。"的确救焚、救溺,刻不容缓,而灌花、溉木,当假以时日方能荣茂,所以治慢性病有"有方有守"之说。但是,花有风雨之扰,木有虫蛀之时,须时时加以兼顾。故而我认为,对慢性病的治疗,必须将"有方有守"建立在药随证转的基础上,才能左右逢源,得心应手,治疗目前,兼顾未来,否则也会贻误病机,使之追悔莫及。这里通过病例来说明我对这个问题的体会。

吴某,女,37岁,农民。1981年3月5日初诊:头顶自颈项连及后脊疼痛五月余,近一个月来,疼痛逐渐波及头面两侧及牙齿,痛势也日益加重。更医近十人,多方调治无效。察其舌苔白腻,脉弦细,痛如杖伤,手足冷,失眠,头痛厉害时有幻觉,时干呕、口中泡沫较多。方用:吴茱萸10g,当归15g,枣仁12g,甘草6g,桂枝10g,木通6g,苍耳子10g,防风10g,川芎12g,附片15g(先煎),地鳖虫7个(冲粉吞服)。两剂。

3月8日二诊:诸症有所好转,舌脉仍同上述,依旧用上方,加石膏20g,细辛3g,法半夏10g。两剂。

3月11日三诊:耳鸣、头昏、头痛转向两侧太阳穴处,比较局限,腰脊有收缩及下坠感,有时还比较明显。舌苔较为黄腻、粗糙,余症好转,脉细数,四肢乏力,口苦甚,不思食、干呕。用温胆汤加黄芩10g,菟丝子10g,锁阳10g,熟地黄10g,山药10g。两剂。

3月17日四诊:头、项疼痛消失。头昏晕、四肢乏力,余症如前。舌苔黄腻,脉濡,口微苦涩。温胆汤加黄芩12g,党参10g,菖蒲6g,远志5g,锁阳10g,川续断10g。因听别人讲胎盘组织液为补药,便自购注射。

3月21日五诊:注射后全身麻木,心跳心悸,疲乏异常,夜梦纷纭恐惧。自诉半年来白带甚多,近来以黄色脓性为多。口涩无味,头痛未见复发,舌苔黄腻,周身有紧束感觉。用温胆汤加党参10g,白术10g,山药10g,锁阳10g,生地黄10g。

3月25日六诊：白带减轻、心跳好转、气短、肢乏、脉濡、口苦。温胆汤加党参、白术各10g。

3月28日七诊：诸症明显减轻，因极度厌药，嘱其停药，以食疗养之，食疗配方如下：①当归、生姜、芡实炖肉。②百合、薏苡仁熬粥。③大枣、小麦煮水作茶饮。

一月半后体力精神逐渐康复。

此案值得讨论者如下：

1. 此案头顶、项脊疼痛达五月余，不可谓不久，目前临床上对久病常强调有方有守。此案初诊时用吴茱萸汤与当归四逆汤合方，收效颇显。按理自当守方再服。

2. 继续用上方后，疗效却未能继续进展，且疼痛移向两侧太阳穴，腰脊有明显收缩及下坠感。因舌苔黄腻、粗糙，脉细数，改用温胆汤加味以后，头顶、项脊疼痛顿消，且一直未曾复发和移动他处。

3. 但由于未注意对昏晕和肢乏的问题，以致上升为主要矛盾，矛盾上升后仍未及时做到药随证转。所以，连用温胆汤四剂后，使昏晕和肢乏不断发展，且增心跳、气短、脉濡等证。

4. 有鉴于此，因患者极度厌药，改用食疗，以食养尽之，嘱其喜吃什么，就吃什么，不必顾忌，有变化就来诊治。结果一个月后得到恢复。倘继续用药，恐难痊愈。

由此可见，药随证转与有方有守是一个问题的两个方面，相得则益彰，相失则互损，不可各自强调单一方向而偏废另一方。

肆拾贰　倒果为因也是常见的现象

《柳选四家医案·继志堂医案·遗精门》载一案："梦中遗泄、久而无梦亦遗，加以溺后漏精，近日无精而小水之淋漓而下者，亦如漏精之状。始而气虚不能摄精，继而精虚不能化气。三才封髓丹加蛤粉、芡实、金樱子。"

案中"始而气虚不能摄精，继而精虚不能化气"一语，颇耐人寻味。究其实质，乃是一个倒果为因的过程，此乃临床疾病在演变过程中颇易出现而颇易被医者所忽视的一种情况。

始则气虚不能摄精而出现遗精，久之则精亏不能化气，气不足则自然更无摄精之权，所以表现出的症状仍是遗精。可见同一遗精，前后的病因是不相同的，开始为气虚，继而为精亏，二者病机上造成遗精的直接原因都是气不摄精。但从因果关系上看，始则气虚为因，精亏为果，继则倒果为因，演变为精亏为因，气虚为果了，由于因果关系倒置，故治疗原则相应地也要随之而发生变化，不然难以取效。这种因果关系倒置，而前后出现症状仍一的情况，我称之为倒果为因。这种现象之所以有研究的必要，其原因有二。

1. 由于因果关系早就存在，而表现这种关系的主要症状，在转化前后都依然存在。所以，很容易忽视二者之间已经发生了的因果转化。

2. 而一旦发生了转化，治疗原则不相应发生改变则难以见效，有时反会加重原有病情。

基于以上两点，故有必要对临床上倒果为因的现象加以研究和探讨，从中找出规律，以指导这些症状不变，因果转化病症的治疗。

李某，男，19岁。梦遗三个月，头昏头痛，疲乏无力，夜梦纷纭，每与女交。脉弦滑，舌尖红、苔黄腻，口苦，小便淋痛，自觉骨空筋散，行动畏难，身软如泥。诊断为湿热下注，相火妄动，用萆薢、黄连、黄柏、茯苓、泽泻、薏苡仁之属，疗效尚佳，但头昏、夜梦未减，时仍遗精。因听别人讲遗精后果严重，易致夭折，于是心中恐惧，更见心跳心慌，无梦亦遗。诊其舌脉如前，上法治之无效，即用安神宁志之法：当归、茯神、琥珀、夜交藤、合欢皮、丹参、磁石、生龙骨、白芍、菊花、枣仁、知母，数剂而遗精止。

此案最初是由于湿热下注产生遗精和造成心情紧张，后来心情紧张导致心阴虚火旺上升为原因,下注之湿热亦成为阴虚火旺之部分产物,遗精依然。倒果为因后,治则方药随之而变才取得了疗效,前后舌脉变化不大,故每易混淆。

我亦曾治疗不少梅核气患者,初因肝郁痰滞,用四七汤之类已有疗效;后因谈癌变色,总疑心转变为食管癌,虽经多方检查,仍时时放心不下,逐使症状反复发作,缠绵不愈。中医治疗,每用疏肝理气化痰剂。我见其食欲不佳,夜梦心悸,脉弱,改用归脾汤调整心脾,均收显效。此亦为倒果为因的现象。

肆拾叁　苦寒伐胃之防治

清热解毒药对胃肠功能的影响是客观存在的,实验结果表明,一些清热解毒药对胃肠功能活动发生明显抑制,如抑制消化液的分泌,抑制自发性节律性蠕动,有的还能导致胃肠紧张度提高等。因而对素有脾胃虚弱的病人,清热解毒药是不宜久服或用量过大的。而一般热而夹湿的患者,特别是湿重于热的病人,往往本身即表现有脘腹胀满、大便稀溏等消化功能减退的症状,若此时不因其湿重而着眼于热,仅单投以大剂清热解毒之品,常可造成不良后果。中医治疗湿温的原则,并不远温而纯用苦寒清解,是非常有科学道理的。

总之,这与前人所谓苦寒过度会伐胃气的观点相一致。对这个问题、应当在临床上引起足够的重视,因为随着抗菌、抑菌等病因疗法思想对中医的影响,片面性的吸收确有滥用的趋势,尽管这种趋势并不影响主流。至于如何注意,我自己有以下几点体会和认识。

一、辨证准确,用药精练

辨证准确,确为应当用苦寒清解之证候,用之则病受;如果辨证失误,使用苦寒,无病邪担当药力,则人体正气自受其伐,胃气自然会因之而受到损伤。辨证准确,但药量过大,或用药庞杂,仍然会耗伤人体正气。因此,这就又须强调在用药的精练上下功夫。精就是恰如其分,练就是洗练而不庞杂。如治严某,男,2 岁,印堂青筋明显、色紫,指纹赤沉细,睡不闭睛,高烧 38.9℃,使用柴胡注射液、千里光注射液、鱼腥草注射液,服中药银翘散加减无效,反增不食。我辨证为脾虚外感,用补中益气汤加葛根、银柴胡,一剂即热退。可见准确辨证是避免苦寒伐胃气之首要关键。

二、药随证转,正气为本

正确而又恰当地使用苦寒清解药物,还在于热势减退后就要有计划、有步骤地转入处处固护正气的治疗措施。也就是说,用苦寒祛邪,十去七八之后,不可一味穷追猛打,此时就必须转移,在固正的基础上去清除余邪。因为真正能够彻底防御邪气入侵的根本力量,还在于体内脏腑气血阴阳的平衡、正常,只有正气存内,才能使邪不可干。如果治疗上只注意到祛邪务尽,而导致正气内虚,那么,邪气又会重新入侵,残局万难收拾得当。比如杨某,男,8个月,患病毒性肺炎,住入某医院治疗二十余天,每日西药对症治疗,中药解热解毒止咳平喘,曾并发心力衰竭,经抢救后,仍出现咳嗽,气喘痰鸣,食纳较差,体温正常,舌尖略红,苔薄白,指纹色紫细。我诊后,认为现在所用的中西药物,都是属于中医所谓之祛邪范畴,均当停用。此是正虚留邪所致,治当补土生金,化痰平喘,方用:陈皮3g,法半夏5g,茯苓6g,党参9g,白术6g,甘草1.5g,苍耳子6g,地龙5g,黄芪6g,紫石英9g。首两剂加麻黄3g,杏仁3g,咳嗽平息大半,守上方再进四剂而病愈出院。可见药随证转,处处以正气为本之重要性,在临床上有非常重要的现实意义,对防止苦寒伐胃,伤损正气都有着不容忽视的价值。

三、注意服药方法,掌握苦寒特性

当药煎好后,候温度适中,采取快速顿服方法,服前先吃点糖,使口中有甜味,服后尽快用清水漱口,以冲掉苦味。苦味在口腔中停留的时间越少,苦味对口腔的刺激也会减小,伤伐胃气的程度也就相应会减小。

所谓掌握苦寒药物的特性,主要包括以下三点:①清热药对胃肠刺激是一种副作用,因而可以用其他药物和方法去清除或减轻;②不是所有苦寒清解药物都有这种副作用;③苦寒清解药物用之恰当,反而有开胃作用。如果善于将上述特性和具体患者的特性进行权衡综合,自可减少伐胃程度。

另外,在制方时注重巧妙配伍,扬利制弊等,都非常重要,由于不少同道对这些方面都有论述,这里也就不再赘述了。

肆拾肆　浅谈通络达卫

《灵枢·玉版》云:"胃者,水谷气血之海也。海之所行云气者,天下也。胃之所出气血者,经隧也。经隧者,五脏六腑之大络也,迎而夺之而已矣。"《灵枢·痈疽》云:"中焦出气如露,上注溪谷,而渗孙络,津液和调,变化而赤为血,血和则孙络先满溢,乃注于络脉,络脉皆盈,乃注于经脉,阴阳已张,因息乃行。"《灵枢·经脉》云:"卫气先行皮肤,先充络脉。"凡此等等,都说明了由水谷精微转化的营卫气血,首先充盈于体内之孙络,进而充盈大络、经脉,而卫气也正是通过这样的途径而达于肌表之孙络,从而发挥其卫外御邪的作用。

关于卫气的生理作用,《灵枢·本脏》有一句颇为概括的话:"卫气者,所以温分肉,充皮肤,肥腠理,司开阖者也。"卫气达表的路径——经络,其中最主要的弥散渠道是络脉。如果一旦被寒、热、痰、湿、瘀等邪气所压遏和阻塞时,那么很显然,卫气就不能很顺利地达于肌表而发挥其卫外等生理作用。在这样的情况下,是很容易招致外邪入侵的,外邪一旦入侵又比较难以祛邪外出。对这种病理现象的治疗,就必须使用通络达卫的治疗方法。

络病干扰到人体卫气不能顺利到达肌表的病理,在临床上主要表现为如下三个方面。

1. 分肉不温。皮肤受到轻微刺激,如吹冷风、用手或物轻搔等,则皮肤每每随之而起鸡皮疙瘩,其中以受凉刺激的反应尤其明显,冬日容易起冻疮。如唐容川在《血证论》中所说:"瘀血在腠理,则荣卫不和、发热恶寒。腠理在半表半里之间,为气血往来之路,瘀血在此,伤荣气则恶寒,伤卫气则恶热,是以寒热如疟之状,小柴胡汤加桃仁、红花、当归、荆芥治之。"《重订通俗伤寒论》亦云:"瘀在腠理,则乍寒乍热。瘀在肌肉,则潮热盗汗。"

2. 皮肤不充。皮屑脱落多,皮肤干燥,油质少,不润泽,外视皮薄,肌肉皮肤纹理粗疏,易染皮肤病。如《金匮要略·血痹虚劳病》云:"内有干血,肌肤甲错,面目黯黑,缓中补虚。"面目黯黑,羸瘦不能饮食,全是营血淤积胃中,而发于肌肤面目。开合失司:容易出汗或不易出汗,自觉风寒(风热亦如此,不过较微)能直入肌肤,容易感冒。如《医林改错》云:"血瘀亦令人自汗,盗汗,用血府逐瘀汤。"《类证治裁》云："额汗湿热上蒸,或血蓄胃口,迫其津液致之。蓄血头汗,剂颈而还,犀角地黄汤。头汗小便不利,渴而不饮,此血瘀膀胱也,桃仁承气汤。"

3. 卫气除了外固肌表的作用外,对内还有内温脏腑的作用,所以络脉不通,除上述表现外,还每因卫气郁积壅滞于内,出现五心烦热,其中以胸腹烦热为多见,而舌苔和脉象又无实热之征兆。舌苔不论色泽或白或黄,总之以松、疏、腻等气机不畅为主要特征。这就是内伤发热中痰、饮、水、湿、瘀、虫、食等有形之邪,每每出现烦热证之机理所在。在这种情况下,就要使用通络达卫的治法。所谓通络达卫法,就是疏通脉络,使卫气能在表里上下通达流畅,对外,在正常情况下以固表御邪,在病理情况下可解表祛邪;对内可协调阴阳气机,排除不利于人体生命活动的废物。因此,通络达卫法用之得当,不论新病痼疾,均可收到很好的疗效。这里需要注明一点的是,由于上面所列举的前人论述多为瘀血阻络,事实上,造成络脉不畅,引起卫气不能畅利的邪气远非瘀血一端,痰饮水湿食虫都是常见病因。

我在临床上运用通络达卫法,一般分为防和治两个方面。

先说防。多用于病人在季节转换时要求服药以协调身体对环境的适应性时,至于大病愈后服药善后等情况亦常运用。在这时,必须针对病人的体质状况,而选用相应通络达卫之品。比如瘀血型的体质,其肤色每为晦滞,口唇色暗,眼眶暗黑,痞闷胸胀,脉沉涩缓,这种体质,即使进补之时,也应该在方中佐用活血之品,供其辅而不滞。因此,在整个防病养生的过程中,活血通络的药物都是必用之品。周学海《读医随笔》中亦谈到从防的角度用活血药的问题,他说:"滑伯仁谓每加行血药于补剂中,其效倍捷。行血之药,如红花、桃仁、茜草、归须、茺蔚子、三棱、莪术之皆是也。叶天士亦谓热病用凉药,须佐以活血之品,始不致有冰伏之虞。盖凡大寒大热病后,脉络之中,必有推荡不尽之瘀血,若不驱除,新生之血不能流通,元气终不能复,甚有传为劳损者。"至于其他病后以及其他体质,都当作同样的处理,以保证卫气能通达表里上下,发挥正常的生理作用。

再说治。凡外感后,出现了有形之邪阻遏卫气通达肌表的情况,或素有痰湿、瘀血、寒凝或燥热干扰络脉通达卫气的功能时,当使用常法不能使表证得到解决,甚或加重时,在这种情况下,就必须使用通络达卫法,才能使表气开合正常,逐邪外出。否则,仍坚持常法解表祛邪,不仅疗效差,且每易拖延时日,加重络脉瘀阻病理。小儿跌伤后伤风发热,若出现高热无汗,我把这种情况称之为血瘀干烧,在解表清热的方中,加入鲜地龙通络、红花活血,每能达到汗出热退之效。若高热有汗不解,我把这种情况称之为血瘀湿烧,在解表清热方中,仍加上两味药物,也同样能收到汗出热退,不再反复之效。由于二者病机均为血瘀阻络导致卫气不能畅达于表,所以通络达卫一法可以同样适用于干烧和湿烧这两种同一本质的不同表现形式。小儿感冒高烧无汗,我每于方中加用蝉衣、僵蚕、地龙、红花、白芥子,这也是基于小儿易见瘀水互患而选用的,特别是对于一些用一般解表发汗剂所不能取效的患者,加此五味,收效每出意料之外。我在别人所用方中加此五味,前后疗效颇不一般,每引人奇怪何也?乃通络达卫之故也。

无论大人小儿,平素形体肥胖,中脘痞满,口黏口腻,脉濡苔腻之人,这种类型的人感冒不论偏寒偏热,苍术和白芥子两味药,为我临床所常选加之品。苍术除湿透表,白芥子通络去皮里膜内之痰,二味合用有除痰湿通络达卫的作用。

另外,阳虚和阴虚体质的人外感有表证时,也应当使用通络达卫之法。这因为阳气不足,则鼓动乏力,痰湿瘀血就会因之而产生,阴虚则热,亦多痰湿瘀血产生,所以二者外感需解表时,除补阴助阳等固本措施外,还应当使用通络达卫法,才能促使正气充布内外表里,方能有益于扶正祛邪。不然徒持表散,非但不能解表,反而更伤表卫,滞留邪气,延缓恢复,甚至有演成痼疾者。

一老妇,年过花甲,四年多来,胸腹自觉烦热,多方求治,服药未断,皆未获明显效果。后用越鞠丸加地龙10g,白芥子9g,桂心3g,连服三剂而获痊愈。此类病人,在临床上并不少见。又如吴某,女,68岁,口苦,五心烦热,自觉小便如沸,双下肢尤觉热极,舌苔黄腻,苔质粗、松,脉弦数。自谓患此症年余,多方医治无效。用龙胆泻肝汤数剂,仅能略减热感,改用越鞠丸加黄连、细辛、红花、地龙、白芥子,数剂而愈。由此可见,在内伤外感中,通络达卫法都有一定的适用范围,且可用之得当而治疗一些难治之症。

我在临床上使用通络达卫法的具体组织和用药的一般情况如图3所示:

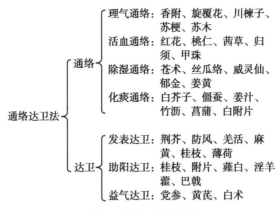

图3　通络达卫用药图

如果我们用通络达卫的观点去看待前人对某些疑难怪症的论述时，就会发现有一种豁然贯通的感觉。不妨抄录前人几段原文于下。

凡人向有他病尪羸或久疟，或内伤瘀血或吐血，便血，咳血，男子遗精白浊，精气枯涸，女子崩漏带下，血枯经闭之类，以致肌肉消烁，邪火独存，故脉近于数，此际稍感疫气……凡疫邪交卸，近在一七，远在二七甚至三七，过此不愈者，因非其治，不为坏症即为痼疾也。所谓客邪胶固于血脉，主客交浑，最难得解，且愈久益固。治法当乘其大肉未消，真元未败，急用三甲散，多有得生者。更附加减法，随其平素而调之。

三甲散：鳖甲、龟甲，并用酥炙黄为末各一钱，无酥以醋代。穿山甲、蝉蜕、僵蚕、牡蛎、地鳖虫三个，干者劈碎、鲜者捣烂和酒少许取汁入汤药同服。其渣入诸药同煎。白芍药酒炒七分，当归五分，甘草三分。

水两盅煎八分，沥渣温服。若素有老症或瘰疬者，加牛膝一钱，何首乌一钱，胃弱欲作泻者，各药宜九蒸九晒；若素有郁痰者，加贝母一钱，有老痰者加瓜蒌霜五分，善呕者勿用；若咽干作痒者，加花粉、知母各五分；若素有燥咳者加杏仁捣烂一钱五分。

《增订通俗伤寒论》

夹血伤寒：

【因】内伤血郁，外感风寒；或脱衣斗殴，触冒冷风，又或跌扑打伤，一时不觉，过数日作寒热，状似伤寒。

【证】头痛身热，恶寒烦渴，胸胁串疼，腰有痛处不移，或少腹痛甚，手不可按，乍寒乍热，夜有谵语，甚至昏厥不省，少顷复苏，苏后或变如狂，剧则疼极发狂,舌色紫暗,扪之滑润,或深紫而赤,甚或青紫。

【脉】左紧而涩,右多沉弦,总宜弦强,最忌细涩,仲景所谓"弦为阳逆,涩则营气不足"也。

【治】活血解表为先,轻则香苏葱豉汤去香附,加枳、芎、归须,重则桂枝桃仁汤加味(桂枝、桃仁、赤白芍、细生地、清炙草、黑炮姜、红枣),次下瘀血,轻则五仁橘皮汤合代抵当丸,重则桃仁承气汤。俟瘀降便黑。痛势轻减者,可用四物绛覆汤,滋血活络以善后,或用新加酒沥汤,滋阴调气以荄根。若少腹痛剧,寒热如疟,夜则谵语如见鬼者,热结血室也,加减小柴胡汤以祛邪通络;甚则昏厥不省,一苏转痉,便闭腹胀,剧则如狂者,热瘀上冲心胞也,柴胡羚羊角汤以破结逐瘀;病势轻减后,调营活络饮加减(归尾、赤芍、生地黄、怀牛膝、桃仁、酒炒川军、川芎、地龙、红花、炒川甲),消余瘀以除根。若筋脉时痛时止或愈或发者,宿瘀结在孙络也,四物绛覆汤调乳香定痛散(乳香、没药、生怀牛膝、川芎、白芷、赤芍、牡丹皮、生地黄、炙甘草)以补血活络,络通瘀去,则筋络之内伤自愈矣。若跌扑内伤,瘀血上壅,气喘胸闷,大便秘结者急用当归导气散(酒洗生川军一两,当归三钱,麝香三分,为末,每服三钱,醇酒一盅,童便两杯,调下,日二夜一),降瘀下行,以平肺气。总之夹血一证最难辨而易忽视,大要有痛处定而不移者,多是夹血。痛处散不定者,多是夹气。治必先辨其所因,详察其部分,消息其微甚,随证用药,分经制方,始能奏效。临时不可不观形察色,审问明辨也。

……

(廉勘)若温热伏邪夹瘀,初起一二日,病之表证悉具,而脉或芤或涩,颇类阳证阴脉,但须细询其胸腹胁肋四肢,有痛不可按而拒手者,即为瘀血,确知其非阳证见阴脉,则是表证见里脉矣,治法必兼消瘀。如红花、桃仁、归尾、赤芍、元胡、山楂之类。量加一二味,重者加炒山甲、酒炒活䗪虫等。则表邪易解。而芤涩之脉亦易起。若误认芤涩为阴,而投温剂,轻则变剧,重则危矣。

《增订通俗伤寒论》

肆拾伍　我治呕吐

呕吐之病，由脾胃有邪，谷气不顺，理所为也。胃为水谷之海，其气不调再有风冷乘之，冷搏于胃，胃气逆而发生呕吐。但呕吐之疾，却并非仅胃冷一途耳，亦有胃热而呕吐者；亦有胃中冷，胃口热而呕吐者；亦有痰盛而呕者；亦有血弱而呕者，不可一概用药。

如胃冷而呕吐，宜用人参丁香散、理中汤（丸）及半夏丸、人参七味丸。胃热而呕吐者，宜用小柴胡汤、芦根汤、竹茹汤、槐花散。胃中冷，胃口热而呕吐者，宜用藿香正气散、生姜枣子煎，煎汤候冷服下即止。痰盛呕吐者，宜半夏汤、茯苓汤、二陈汤；妇人恶阻，兼用茯苓丸；血不归源而呕吐者，用十全大补加陈皮、藿香、姜、枣煎服。《灵枢·口问》云："是故寒气与新谷气俱还入于胃，新故相乱，真邪相攻，气并相逆，复出于胃，故为哕，补手太阴，写足少阴。"李东垣云："胃为气逆为哕。夫呕吐哕者，俱属于胃，胃者总司也。以其气血多少为异耳。如呕者，阳明也，阳明多血多气，故有声有物，血气俱病也。"张仲景云："呕多虽有阳明证，慎不可下。"孙真人云："呕家多服生姜，为呕家之圣药，气逆者，必散之，故以生姜为主。吐者，太阳也，太阳多血少气，故有物无声，为血病也，有食入则吐，以橘皮去白主之。哕者，少阳。少阳多气少血，故有声无物，乃气病也，以姜制半夏为主，若脾胃虚弱，寒邪所客，饮食所伤，用六君子汤、丁香、藿香、生姜之类。若胃中有热，膈上有痰，用二陈、山栀、黄连、生姜。若久病胃虚，呕而不纳谷者，用生姜、参、术、黄芪、香附之类。亦有痰膈中焦，食不得下者，有气逆而呕者，有气郁于胃口，有食滞于心肺之分而复出者，有胃口有火与痰而呕者。若注船大吐渴饮水者，冲童便饮之，最妙。"

呕、吐、哕三者，皆因脾胃升降反常，或寒气所客，或饮食所伤，以致气逆而食不得下也，香砂二陈汤主之。然呕吐多有属火者，经云：食不得入是有火也，食入反出，是有寒也。若拒格饮食，点滴不入者，必用姜水炒黄连以开之，累用累效。至于饮食反出，因为有寒，若大便闭结，须加血药以调之、润之，仍不下宜蜜煎导以通之，盖下窍开而上窍即入也。其有因脾胃虚弱而吐者，补中为主，理中汤主之。其有因痞积凝滞而致吐者，消积为主，和中丸主之。若命门火衰，不能生土者，补火为主，八味丸主之。若肾水不足，虚火上逆而吐者，大剂八仙长寿丸主之。复有呕逆之症,气自脐下直冲而上,多因痰饮所致,或气郁所发,扁鹊丁香散主之。若火气上冲,橘皮竹茹汤主之。我治呕常法,大概如斯。

附方

丁香散治脾胃虚冷、呕吐清水,完谷不化。

丁香、白术、砂仁、草果、陈皮、当归、白蔻仁、藿香、神曲、诃子、甘草,共为细末姜枣煎汤送下,每服6g。

竹茹汤治胃热呕吐。

干葛、半夏、甘草、生姜、竹茹、大枣。

人参七味丸治呕吐食不强。

人参、白术、厚朴、北细辛、陈皮、桂心、生姜,共为细末、蜜丸、桐子大,开水送下,每服6~9g。

大半夏汤治胃反呕吐。

人参、半夏、白蜜,煎百劳水服。

肆拾陆 《济生》导痰汤治痰厥

严用和《济生方》痰饮论治中载有导痰汤一方,并谓此方:"治一切痰厥,头目眩晕,或痰饮留积不散,胸膈痞塞,胁肋胀满,头痛吐逆,喘急痰嗽,涕唾稠黏,坐卧不安,饮食不思。"该方由半夏、橘红、赤茯苓、炙甘草、南星、枳实、生姜等七味药组成。我在此方中再加入藿香、厚朴、木香、神曲、薄荷,除去甘草,用以治疗痰厥、眩晕、呕吐、胸膈痞闷,而见夜梦纷纭及有幻觉、幻视等症。用于小儿痰厥神呆,疗效则更佳。多年来用此方治疗此类病证甚多,兹举一例并分析于下,仅供参考。

曾某,女,10岁。1975年3月11日上午,患儿自诉头昏,于午后1点钟头昏加重,继而面色苍白,不省人事,无抽搐,无口吐白沫,无大小便失禁,如此状况约一小时后缓解,缓解后意识行动如常。当晚7点,再度出现上述症状,经针刺十宣穴挤出少量血液后,面色返红片刻,又回到昏迷状态。当夜急送至医院,经检查:体温37℃、血压100/50mmHg。昏迷状态,轻重刺激均无反应。两瞳扩大、等圆,对光反射良好。扁桃体Ⅱ~Ⅲ度肿大,有脓点。颈软。心率86次/分,有力,律齐。两肺呼吸音稍粗,无干湿啰音。腹部未查出阳性体征,无病理性神经反射。胸部X线片无异常发现。小便常规、血常规、二氧化碳结合力等实验室检查,报告结果均在正常范围。患儿足月顺产,既往未曾患过"流行性乙型脑炎""流行性脑脊髓膜炎"及其他特殊疾病,亦无类似发作史,家族中无精神病患者和不正常死亡等情况。昏迷待查,未曾给药。

3月12日上午10点经邀请我予以初诊:情况仍如上述。肢体柔和,脉沉滑而略数,颜面苍白而不潮,双目半闭,目睛上视,牙关紧闭。为之推合谷、列缺、通里各双穴,再掐双侧颊车和人中、承浆、哑门。少顷即能用手将口扒开,视其舌质正,苔白腻,舌根部苔微黄,摸四末微冷。此为痰厥,非气逆痰升上蒙清窍,乃气郁于中,痰闭内窍,正是《济生》导痰汤证。至此时已连续昏迷16小时了,更急疏方:

广藿梗9g,厚朴9g,木香6g,半夏9g,枳壳(炒香)9g,赤茯苓9g,神曲9g,胆南星4.5g,菖蒲3g,薄荷4.5g,全虫一枚,生姜汁一勺,水煎兑入姜汁,嘱其少量频服,不拘次数。

服药后,于当日下午1点半后即能下床自行活动,这种状况一直持续到3月13日中午12点以前。其间曾打过乒乓、扑克,又给别人讲过故事以及其他活动,一如往常。由于病儿父亲送母亲到外地去做手术未归,病儿托朋友照管。其父闻讯后于13日上午赶回,父女间还有条不紊地摆谈家常。由于照管的朋友太疲倦,也因为病好转很快,以至于使大家都非常大意,认为就此痊愈,便忘记交代服中药的事情,一剂药仅服二次后便中断服药。13日午后患儿又感不适,随后自述头昏,逐渐加重,于下午5点以后又进入上述昏迷状态,呼之不醒。直到14日上午10点,朋友来看望,方才把昨日药渣找出煎服,并立即来车请我会诊。

14日午后2点,我再诊时,患儿服前药渣再煎之药汁约1小时,已能点头明白问话,仍处以前方,嘱再服一剂。当日6点以后,学校老师闻讯来看时,患儿已能下床活动。

15日三诊:患儿奇饿,自觉疲极,脉滑微数,舌质正苔薄腻,根部微黄。改用指迷茯苓丸(法半夏18g、茯苓18g、枳壳18g、风化硝15g)共为细末,每日服两次,姜水吞下6g。煎服温胆汤加味(法半夏6g,茯苓6g,陈皮6g,甘草3g,枳实6g,竹茹6g,黄连3g,胆星3g,枣仁6g,远志3g)取三剂,水煎每日服三次。

15日吃九顿饭(每次两个蛋),16日八顿饭,17日六顿饭,18日七顿饭,19日五顿饭,20日后虽饿但能控制到每日三餐,仍服上方至月底,25日即照常上学读书,20年后随访,未见复发。

此患儿为家中长女,聪明伶俐,年虽幼小却很懂事。其父送母到外地治病,因最爱其母,心中常常为之焦急,其发病正是闻听母亲确诊为库欣综合征须做手术之时,显然是情怀失旷,肝胆郁勃,气郁生痰,蒙蔽内窍而致痰厥。母子皆愈,未再复发,可见忧思郁怒实为本病重要病因之一。

痰厥病人,由于神志昏迷,多有牙关紧闭、吞咽困难者,可用推拿法。此种手法,效果确实,切合实用,比药物开关更为方便。《济生方》导痰汤能愈痰厥,证之此案,诚属可信。唯痰之产生与气机不畅关系最密,且脾胃为生痰之源,故于方中加入理气消食之品,如此组方对于思虑不解、曲意难伸者,尤为妥当。

《临证指南医案》中华岫云在按语中云:"郁则气滞,气滞久则必化热,热郁则津液耗而不流,升降之机失度,初伤气分,久延血分,延及郁劳沉疴。"此案母重病三年,忧郁较久,虽舌无瘀点,也要考虑"久延血分"。我家经验,辄于此等证候,在还未显示出瘀滞时,常选用气中血药,一般用玄胡、香附,重则用虫类通络之品,用全虫一枚,正含此义,不独防其痉厥也。

我用此方治此等案甚佳,万勿以方药平淡而小视之。

肆拾柒　补中益气汤治疗小儿感冒发热

　　前辈医家对补中益气汤能治疗外感发热的情况多有论述,如《医方集解》云:李士材谓本方虚人感冒,不任发散者,此方可以代之。朱丹溪治伤寒多用补中益气汤。《景岳全书》指出:"东垣用此以治劳倦内伤发热等证,虽曰为助阳也,非发汗也,然实有不散而散之意,故于劳倦感寒,或阳虚疟疾及脾气下陷等证,则最所宜也。若全无表邪寒热,而但有中气亏甚者,则升、柴之类,大非所宜。"王孟英在《温热经纬》中指责东垣立此方命名本错,仅知其补脾胃益气,而忘却其为中虚兼外感之方。就连东垣本人在使用此方的加减法中,也曾说道:"以手扪之而肌表热者,表证也,只服补中益气汤一二服,得微汗则已,非正发汗,乃阴阳气和自然汗出也。"赵养葵在《医贯》中也曾经指出:"世人一见发热,便以外感风寒暑湿之邪,非发散邪从何处解,又不能的见风寒暑湿对症施治,乃通用解表之剂……杂然并进,因而致毙者多矣。东恒深痛其害,创立此方,以为邪之所凑,其气必虚,内伤者多,外感者间有之,纵有外邪,亦是乘虚而入,但补其中,益其气,而邪自退。不必攻邪,攻则虚者愈虚,而危亡随其后矣。倘有外感而内伤不甚者,即于本方中,酌加对证之药,而外邪自退,所谓仁义之师,无敌于天下也。"再对照东垣原方与赵氏对此方之加减法而看,使我得到很多启发,小儿首当重视脾胃,我将此方用于小儿外感发热,取得较好的疗效,使用情况如下。

一、使用指征

　　凡患儿平素或病时,在睡觉中眼不全闭者,印堂处青筋明显者,臀腿肌肉不实者,大便量多结构粗松者,凡具备这四者中任何二点者,皆为应当使用补中益气汤之体质和证型。至于一般常谓之面白、纳呆、气短、唇白舌淡等气虚表现,反而退居于附属的参考地位。凡此类患儿外感发热,皆为脾虚外感,均当用补中益气汤为主加减论治。

二、常用加减法

　　1. 发热38℃以上者,加大青叶、重楼、黄芩、薄荷、石膏、葛根。

2. 发热较轻、咳嗽者,加杏仁、百部、前胡、枳实、桔梗。

3. 高热咳嗽、气喘痰鸣者,加地龙、苍耳子、麻黄、杏仁、黄芩、石膏。

4. 扁桃体红肿、发热、口渴者,加板蓝根、大青叶、淡竹叶、牡丹皮、赤芍、金银花。

5. 高热夹食,可在第 1 条的基础上,再加焦三仙。

6. 发热较甚,汗出又退,退后又复热,舌苔腻者,可与柴陷汤(即小柴胡汤合小陷胸汤,合方化裁)。

7. 发热又见口舌糜烂者,加导赤散。

8. 夏日受暑发热无汗,合香薷饮。

9. 在夏日发热汗出,脉弱面垢,倦怠口渴者,可加减为东垣清暑益气汤。

10. 发热,舌苔白腻且厚,尿黄,引饮,加槟榔、厚朴、草果、黄芩。

11. 低热,口渴不饮,苔腻舌尖红,加茵陈、滑石、黄芩、车前草。

以上仅举大概。需要注意的是,只要具备补中益气汤的上述使用指征者,用此方加减就能获得良好的效果,而且恢复较快,效果巩固。不少患儿,过去常常感冒发热,每次治疗总是缠绵难愈,经用补中益气汤加减治疗以后,感冒发热的次数比过去有明显的减少。但是,凡不符合上述使用指征者,使用补中益气汤加减就难获此效,甚至反有害者,不可不注意及此。

肆拾捌　心肝不调型胃痛证治体会

胃痛属于气分者,多因忧愁郁怒不释,致使肝气郁结所致。因气滞则食滞,故其证见胸膈烦闷,胸胁满痛,饮食少进,嗳气不舒。目前,临床上一般对此种胃痛分为逍遥散证、越鞠丸证、一贯煎证等三种主要证型。

临床上我发现有一种由较为强烈情绪引起的胃痛,用上述证型不能完善解释,用上述方剂因而也无效的情况,我把这种情况称为心肝不调型胃痛,此举一例如下。

赵某,女,29岁。1980年,因生活中遭某种变故,忧愁郁怒不释,一段时间以后,便开始胃痛,痛时喜按,按后嗳气则舒。饥时则痛甚,食入则痛减。经吞钡透视,未发现消化道溃疡,有轻度胃下垂。服胃舒平、阿托品等,则疼痛更为严重。经多医治疗,因有明显情绪因素,皆诊为肝气不舒所致之胃痛,用过逍遥散、柴胡疏肝散、越鞠丸、良附丸、香砂养胃丸、乌梅丸、半夏泻心汤等等,均无明显疗效,甚至时时尚有加重的感觉。

1982年11月6日来我处求治,症状仍如上述,舌苔薄白、脉弦细。处方为:香附10g,茯神10g,炙甘草4.5g,川芎10g,花粉10g,藕节10g,郁金6g,当归18g,白芍12g,广木香3g,莱菔子10g,牡蛎12g,灯心草一束。水煎两剂。

1982年11月16日二诊:胃痛显著好转,因有腰痛带下,故处方为:香附10g,茯神10g,炙甘草4.5g,川芎10g,花粉10g,藕节10g,郁金6g,当归18g,白芍12g,广木香3g,杜仲12g,党参12g。水煎。上方服四剂后,胃痛霍然而愈,随访半年疗效巩固。

此类验案尚有数例,所用处方为解郁汤,即16日处方去掉杜仲、党参。此案为一典型的心肝不调之胃痛,为了说明这种证型的特点,兹与其他相类似证型之区别讨论于下。

1. 逍遥散证之胃痛,以两胁作痛,头痛目眩,口燥咽干,疲乏食少为特征。而逍遥散的主要作用为疏肝解郁,健脾养血。

2. 柴胡疏肝散证之胃痛,主要表现为胁肋疼痛,胸脘胀闷,寒热往来等证候。其病机特点为肝气郁结。

以上两证,均为肝气郁结,影响脾胃所致,属于肝脾不调,治疗总则均是和理肝脾为根本。

3. 越鞠丸证之胃痛,主要见症为胸脘痞闷,嗳气,吞酸呕吐,消化不良等。其病机为气郁不舒,病变部位在肝胃。

4. 一贯煎证之胃痛,主症为胸脘胁痛,吞酸吐苦,咽干口燥,舌红少津。病机是肝阴不足,肝气不疏。病位以肝肾而涉及胃。

而解郁汤证之胃痛,在表现症状上与上述大体相同,多见脘胁胀痛,口苦、嗳气则舒,不思饮食,心下痞闷等。但病机为心肝不调,病位是心肝涉及胃。临床上以忧愁郁怒不释为明显病因。

综上所述,我们可以明确上述汤证之区别何在,就我自己多年临床观察来看,心肝不调型的胃痛确实存在,值得引起注意。这种证型每每出现于较为强烈的忧愁郁怒之后,倘大怒、大悲反为少见,在那种忧中兼愁,怒中夹郁者,最能导致此种证型,此为我临诊一得。

肆拾玖　六味地黄丸中茯、泽作用之我见

六味地黄丸原名地黄丸,载于钱乙《小儿药证直诀》。主治肾阴不足,腰膝酸软,头晕目眩,耳鸣耳聋,潮热盗汗,遗精梦泄,消渴,喉痛失音,齿牙动摇,足跟作痛,舌红口干者,以及小儿发育不良,囟门不合之证。

本方是从《金匮要略》肾气丸中减去桂、附而成,为历来所推崇的滋补肾阴之代表方剂。目前诸书对此方特点皆谓补中有泻,以补为主。认为方中以熟地黄滋阴补肾,益精髓而生血;山茱萸温补肝肾,收敛精气;山药健脾益肾,固精缩尿,是此方补的部分。泽泻泄肾浊、牡丹皮泻肝火、茯苓渗脾湿,是此方泻的组成部分。六药配合,相辅相成,共成不温不燥,补而不滞的平补之剂。

对于方中牡丹皮、茯苓、泽泻三药之作用,我尚有与上述较为普遍认识不同之处,特论述于下。

由于肾阴不足,肾阳相应偏亢,故症见舌红口干,牡丹皮正是针对此而设。它不单泻肝火而且泻肾火,同时还有通血脉除血热的作用。在六味丸方中用此不仅有清的作用,还更借其行(通血脉)的作用。

这里较为重点的是要讨论一下茯苓和泽泻的作用何在。二味皆淡渗利水之物,作用平和。用茯苓、泽泻亦可以止渴,古人称此为起阴之用。为什么会起阴呢? 古人有多种不同说法,但归根结底都是基于二药能使体内水津分布均匀这一临床事实而引申的。津液在体内流动紊乱,分布不平衡,造成体内一些部分津液缺乏,而另一些部分津液又停聚,这时运用茯苓、泽泻这一类淡渗之品,以调整这些有余和不足,使津液能被整体有效地运用得到增强乃是一个重要的手段。比如五苓散证、猪苓汤证等均是如此。近代有实验证明,五苓散确能促进局部性水肿的吸收,也有报道用五苓散治疗腹水病人,部分病人是在腹水减少或接近消失时,才出现多尿现象。再从张仲景运用五苓散和猪苓汤的条文中,也都可以看到淡渗利水之品对人体水液分布不平衡的调节作用。

六味地黄丸作为补肾阴之剂,其肾阴为五脏六腑乃至全身阴液之精华,张仲景曾用"五脏之阴气非此不能滋"这一句话以概括其生理功能。正是基于这种生理功能,所以肾阴不足之人,上下内外表里均可见到阴虚不能滋荣的现象。茯苓、泽泻入补肾阴之方,正是帮助肾阴能够在人体上下表里发挥其滋荣

作用之关键。否则一味补肾阴的结果只会产生阴液分布不均的局面。

　　王晋三《绛雪园古方选注》，历来文献对此方书评价颇高，其对六味地黄丸之方解亦颇为独到精辟："地黄味苦入肾，固封蛰之本，泽泻味咸入膀胱，开气化之源，二者补少阴太阳之精也。萸肉味酸入肝补罢极之劳，丹皮味辛入胆，清中正之气，二者补厥阴少阳之精也。山药味甘入脾，健消运之机，茯苓味淡入胃，利入出之器，二者补太阴阳明之精也。"王氏在这里将茯苓、泽泻、牡丹皮这三味目前作为"泻的部分"解释为帮助"补的部分"发挥作用不可缺少的组成部分，特别是回避泻字，其称泽泻开气化之源，茯苓利出入之器，并直谓其补太阳，补阳明，这种别具一格，不能不说大有深意。

　　综上所述，我认为六味地黄丸是补肾阴而偏于阴亏阳亢者，《金匮要略》肾气丸是补肾阴而偏于阴亏气虚型。因此，我临床上对津液、营血、阴精之虚进行培补时，制方原则为：①阴虚有热者，补阴（或津、血、精之不同）兼用甘淡渗剂、性略偏凉之品，以助其流动之性，使津、血、精在体内分布均匀，不会发生瘀滞，从而有效地参与人体的生命活动；②阴虚无热者，补阴兼用补阳行气之品，目的和机理同上条。

伍拾　中药治病当有中医之理

中药治病当有中医之理,不然就不能叫作中药了。中医用药遣方自有中医自身的理法,比如用西医的理法使用中药,那便叫中药西用,用中医的理法去使用西药,那就叫西药中用。现在很多中医治病,常按照现代药理指导组方,一见感染便选能抗菌之中药,一见肿块便选抗肿瘤之中药,如此等等不一而足。这不仅引起疗效下降,更是中医的自取消亡。这不是危言耸听,须知中西医用药之理有本质的不同,离开了中医之理去用中药,那只能是南辕北辙,毁医毁药。

中医用药之理,简而言之,是取其气、味、色、形、质,以及所生、所采之时之地,而究其升降沉浮、四气五味、入脏入腑、归经归络、有毒无毒,然后再根据病情以七情为原则去配伍药物。吴鞠通《医医病书》论药物不能直行治病云:"药之走脏腑经络,拨动其气血,如官行文书,该管衙门,使该管衙门官吏,照牌理事……今人以药能治病,尚隔一层。"在用药治病乃以偏治偏中又云:"天下无不偏之药,亦无不偏之病,医者原以药之偏,矫病之偏。如对症,毒药亦是仙丹;不对症,谷食皆毒药。"是的,中药本质上是利用药物之性去调动人体自身的能力去愈病,也即是说,中医疗疾是利用药物之偏以纠正人体之偏使之归于平衡,其本质是和人以去病,并非直接针对疾病本身,"今人以药能治病,尚隔一层"。这才是关键之关键,本质之本质所在。这个问题不搞清楚,就像航海没有罗盘一样,只能盲人骑瞎马。

我用药从来是用中医的道理去分析和运用中药,以水牛角为例,水牛热天和犀牛一样,都喜全身在水泥浆中滚卧,得水土之气,因此它的清热应该能清脾胃肺气分和血分之热;由于角为骨质,肾主骨,又主水,故能清肾之热。其凉血止血作用,源于属骨入肾,肾既藏精又摄纳潜沉。所以水牛角除一般所载入心、肝二经外,尚能入肾脾肺,能清五脏气血之热,不论虚实俱可应用,如果和草木之药合用,则得天地之气更为全面。中医药的玄妙还在于配伍,在处方中只要配伍恰当,就可以显现出许多的关系作用出来,产生按常规施术意想不到的效果。用西医观点观之,觉得滑稽,用中医观点看来却合理,归根到底,只要临床有效就是硬道理。我临床上对阴虚火旺之牙痛,每用六味地黄丸加水牛角、骨碎补,齿为骨之余,角亦为骨之余,二者同气相求;对小儿疳积属脾胃阴虚火旺者,用沙参玉竹麦冬汤加水牛角既能清热凉血,又有安神定躁,还有攻坚除积的作用;对关节疼痛只要有热者,不论虚实寒热,痰湿瘀血,应证方中加入水牛角,既清热凉血又攻坚祛瘀还能固骨;要较长时间使用补阳药物,可加用水牛角以防止助火动血之弊端……用在这些时候都能取得甚佳疗效,诸君不妨一试。反过来讲,如果用西医的道理去用此物,能有这些用法吗? 能让水牛角起到这样的作用吗? 恐怕连凉血止血、解毒定惊的常规用法都将视为天方夜谭。中医用了上千年而不失其效的石膏,按西医有效成分分析,欲求其药理作用机制至今仍是一头雾水。凡此种种不胜枚举,都说明了中西医是两股道上跑的车,只有各自奔驰在自己的道路上才会都有好处。

伍拾壹　人体阴阳为物质，
脏腑经络之气为功能的理由

目前，有公认趋势的结论是：人体功能之气属阳，并且把阳气与功能之气合而为一。比如把肾阴、脾阴、心阴看作物质，把肾阳、脾阳、心阳看作功能。我认为，这种看法是片面的。古人所用的概念，比较抽象、笼统，今天在整理和发掘祖国医学时，有无不准确者？我看是有的，把人体阳气看作功能就是其中之一。这种认识对中医学术发展有害无益，每与临床事实相违背。只有把人体各脏之阴阳作为物质来看待，而功能之气，乃是以人形态实体为根据，通过相应的阴阳两类物质的相互作用所表现出来的活动。这样才能比较有效地解释和指导临床，使中医的基础理论自身的逻辑性增强，完善程度增加。

一、功能之气产生于人体内物质阴阳的相互作用

气在中医学中的含义有二：一指流动于体内的轻微物质，如水谷之气、呼吸之气；一指人体组织器官所产生的功能活动，如脏腑之气、经络之气，总之，有功能与物质之分。根据中医基础理论的阐述，没有脏腑、肌肉、骨骼等形体存在，就没有相应的功能之气存在，也就是说，没有肺、脾、肾之形体，也就没有肺气、脾气、肾气这些相应的功能活动。的确，中医学强调只有运动才能产生变化，"成败倚伏，生乎动，动而不已，则变作矣"。但同时又强调必须有器之类的形体才能产生运动，"故器者，生化之宇，器散，则分之，生化息矣"（《素问·六微旨大论》）。那些认为中医学只重气化，不重形体的认识显然是一种误解，中医对形体之重视，与西医对形体之重视的方式是不同的。是不是有了形体，就有运动呢？也不是。形体还必须在物质之气及血、精、津、液等物质的相互作用下，才能产生功能活动。形体以外的物质大致可分为阴阳两个大类。

阳，直接作为人体功能之气活动的能源，直接发挥对人体温煦滋养的作用；阴，润泽、濡养、充实形体，精化气，以资助人体阳的物质从而成为能源。

明确上述概念后，运用中医的基础理论进行推导，可以得出如下的结论。

1. 人体各脏腑经络中之阴阳，均是物质，而脏腑经络之气才是功能。

2. 功能之气是以人体形态实体为基础，通过相应形体内物质阴阳相互作用而产生。比如心气，是以心的形体为基础，通过心阴与心阳的相互协调作用而表现出来的活动。

3. 人体之阳并不等于功能之气，虽然阳对功能之气的活动有密切的关系，这正如能源本身不等于做功一样。

4. 人体内和形体以外的物质是一分为二的，其阴阳两个方面，都可以增强和削弱人体功能之气的活动。

前人云："孤阴不生，独阳不长""无阳则阴无以生，无阴则阳无以化"。

这里所谓之生、长、化，乃是功能活动的表现，即人体气机气化活动的体现，孤阴和独阳都不可能产生功能活动，从而出现生、长、化的生命活动。明代张景岳在《类经》中认为两肾中间的命门即人身的太极，水火就在这里生长，水火就是元阴元阳，也叫真精真气，命门的阴精即阴中之水，阳气即阴中之火。《沈氏尊生书》里也谈道："命门之火涵于真水之内，初非火是火，水是水，截分为二。"据此，秦伯未认为"这样，真阴真阳的相依相存，相生相长，便是水火既济。所以命门的作用虽然突出在阳气方面，不能片面地只重真阳而忽视了真阴""我以为从坎卦来看命门是以阳气为主，从命门本身太极来说，太极生两仪，便是命门的真阴真阳，当然也不能因此而忽略了肾的关系""命门是生命之根，包含真阴真阳，产生动气，透过脏腑、经络、达脑、通骨髓、起四末、温皮腠理等，在维持人体的正常生理活动上起着主导作用"〔《中医杂志》1962（4）：7〕。可惜这些把阴阳看作物质，把它们与形体相互作用才产生功能活动的认识，未能引起人们足够的重视与发挥。

如果基于上述功能之气产生于人体物质阴阳相互作用的四条结论去看问题的话，那么就可以更好地解释和指导临床。"虚则补之"，当临床上表现出阳气不足的功能活动减弱时，用补阳气的治法，并不是给病人直接吃了功能之气，而主要是通过对偏于人体阳性物质的补充，从而达到旺盛功能之气的目的。同理，正因为没有形体实质，也就没有相应的功能活动，所以，体内偏于阴的物质虚乏，形态实体得不到充实、润泽、濡养，也会使相应的功能活动减弱，这时补充阴性的物质，也就能促使功能之气的活动增强。把促进功能之气只局限于补气助阳的范围，是缺乏辩证法观点的，如补胃阴能助运化就是一个明显的例证。同样，补肺阴、补心阴、补肾阴，都可以因运用恰当而增强肺、心、肾的功能活动。几百年前，张景岳就提出这种思想："水中有真气，火中有真液，不从精血，何以使之降升，脾为五脏之根本，肾为五脏之化源，不从精血，何以使之灌溉?"张氏的这种阴精能对功能活动有重要影响的思想,对后世医家有一定的影响,如张聿青治喘咳案中谓"特是肾之阴虚与肾之阳虚,皆令气不收藏"。张锡纯于一日之内,用熟地黄斤许,治外感大病之后,突然喘逆,脉散乱欲脱之险症,认为"冯楚瞻谓熟地能大补肾中元气诚有所试也"。如果我们用阴阳均为物质的上述观点,去认识为后世医家所称道,又为今天临床所一再证实的张景岳倡导的扶阳不离滋阴,滋阴中注意扶阳的论述时,难道不会有更深刻的体会么?

二、物质阴阳对体内物质代谢的影响

人体内的物质阴阳,影响着人体的功能活动,也即是说影响着人体的气机和气化活动。所谓气机,就是人体功能之气支配营卫、气血、津液、阴精等物质在人体内升降出入的运动,以及糟粕的排泄。所谓气化,就是这些物质在人体功能活动中的相互转化,以及饮食水谷转化为水谷精微等。物质阴阳失调造成气机气化失调,其失调的病理表现之一,就是产生物质代谢的障碍,引起气血、津液、消化吸收之障碍,从而产生水、湿、痰、饮、食、瘀等等病理产物。这样一来,就又会加重体内阴阳物质的失调和亏欠,从而形成恶性循环。

由于阳和功能之气活动的关系密切,因此,对于人体阳气不足而削弱人体功能之气活动的问题,古今均有着足够的认识和重视,并由此而积累了丰富的感性和理性认识。但对于阴不足而造成人体功能之气活动减弱的问题,却与之相形见绌,虽然在感性上也积累了不少资料,但对这些资料的整理、提炼和升华,却远远未能自成体系。一些古今医家认识到了阴虚和物质代谢之间存在着某种必然性,但却因为种种原因,未能得出阴虚即可产生物质代谢障碍的结论,他们往往把这中间因果关系看作是兼夹关系,比如周学海在《读书随笔》中谈道"夫人身之气血,如胭脂然,有粉有质,可粉可淖,人血也可粉可淖也,其淖者,津液为之合也,津液为火灼竭,则血行愈滞"。他进一步比喻道:"血如象舟,津如象水,水津充沛,舟才能行。"周氏的这种看法有其正确的一面,倘能再进一步,就能得出津液的亏损会削弱人体功能之气的活动,进而引起血瘀的结论。前人常说,阴虚夹湿或夹痰,这种情况最难施治,滋阴有碍于湿,祛湿更会伤阴,实质上,阴毕竟是属于正气的范畴,邪气所凑,其气必虚,阴气虚亦可削弱人体功能活动,从而产生湿邪或造成湿邪存体内为患,阴虚和湿的这种标本、正邪关系,实质上是一个因果关系。明白了这一层道理,就可以大胆地滋阴祛湿,因为在阴虚的情况下去补阴,就会从根本上增强人体的功能活动,从而也就增强了人体消除痰湿的能力。用同样的道理去看待瘀血证的治疗,当阴虚与瘀血并见时,滋阴活血法之必要,就不是一个相互兼顾的治疗方案,而是一个标本同治的,带根本性的治疗措施,其阴对血的作用,也不单纯是一个"淖"的作用,而是直接关系到产生和推动它们运行的根本动力。这里不妨举几则前人验案为例:

1. 秋官张碧崖,面赤作渴,痰甚头晕,此肾虚水泛为痰,用地黄丸而愈。

2. 进士张禹功,饮食停滞,胸满吐痰,或用药导之,痰涎上涌,眩晕热渴,大便秘结,喜冷饮食,手足发热,谓肾水虚弱,津液难降,败液为痰,用六味丸而愈。

以上两案摘自《续名医类案·痰》

3. 张与之令堂,久患痰嗽碍卧、素不投补药。孟英偶持其脉,曰:非补不可。与大剂熟地药,一饮而睡。与之曰:吾母有十七载不能服熟地矣,君何所见而重用颇投? 孟英曰:脉细痰咸,阴虚水泛,非此不为功。以前服之增病者,想必杂以参、术之助其气。昔人云:"勿执一药以论方",故处方者,贵于用药能恰当病情,而取舍得宜也。

此案摘自王孟英《回春录》

统观以上三案,有这样几个特点:①有阴虚无热象,与常见阴虚火旺者有所不同;②阴虚和气虚的症状同见,故易误认为阳虚或气虚;③阴虚得复后,痰湿自除。通过以上三案可以看到临床上确有由阴虚引起气机气化活动减弱而造成津液代谢障碍,产生痰湿的情况,这种情况补阳气无益,除湿消痰也无益,都可能会加重病情,只有补阴才能恢复气机和气化活动的正常,从而从根本上消除痰湿。用阴阳均为物质,脏腑经络之气为功能的观点,去解释古今诸如此类的临床情况时,岂不更为明确易懂吗?

另外,之所以阴对人体功能之气的作用被忽视,还在于平时所谓阴虚难复这个说法。一般而言,阳虚补阳容易见效,阴虚补阴效缓,实质上,阴阳在危急之时,如亡阴、亡阳之际,治疗正确,均易见效。而处于平时慢性病状态的阴虚或阳虚,治疗就是正确,也均不易见到速效。比如李东垣治疗脾阳、脾气不足之方,常用小剂量长服,所谓长期者,亦不易速效之谓也。

八法调整阴阳,就是调整阴阳之间的比例、质量以及形态之间的种种相互关系,以保持正常而又旺盛的气机和气化活动,从而:①体内物质代谢正常,不出现停滞有害于人体生存的物质;②物质阴阳之间的相互转化保持正常,从而积累更为丰盛的物质阴阳;③人体的各脏腑组织器官实体代谢正常,从而保持青春,延缓衰老。

叶天士谓"王道无近功,多服自有益"。对物质阴阳之补,均是如此,有一个过程,需要一定的时间,这是因为二者均为物质的缘故。

人体内阴阳双方均为物质,这双方以人体形态实体为根据,其相互作用而产生人体功能活动的观点,在中医理论和临床上都有毋庸置疑的意义。把人体阳气作为人体功能之气,不仅在理论上会造成不少混乱的概念,而且根本无法解释中医古往今来不断发展和积累下来的临床经验。补脾阴、胃阴、肾阴、肝阴、肺阴、心阴,能调整五脏的功能活动,并使之增强,这在临床上乃十分平常的事情,而在理论上至今仍未能得到圆满的解释,其中主要的问题就在于没有明确承认阳气亦是物质之故。

我认为,中医学术源远流长,千百年来积累了丰富的临床经验,这些经验材料如果不进一步升华到理论的高度,那么,中医学的发展会受到阻碍。承认中医学有其独到的理论体系这一前提,只能更加严格和迫切地要求我们进一步完善和发展这个理论,如果故步自封,那么中医学的命运就有进入历史博物馆之可能。中医学要想生存和发展,应该不断自我更新,基于此,我提出了上述看法。

伍拾贰　临证思绪

这些是从我临证和诊余随笔中剪辑下来的只言片语,初步归了一些类,其中侧重选择了因为种种原因而未能进一步发挥的粗浅想法,整理成文,或有益于他人。

一、治学

学古,用古并不难,只要多读书就行了。难的是发展古人,超越古人,这就要多思索,多临证,多验证,多构思才行。

学古要不拘泥,习经要不墨守,要灵活而不呆滞,要有继承更要有发展。

要言不烦,烦言不要,不少扼要之言却往往是别人付出了一生的代价才总结出来的,把前人这些东西继承过来就是走了捷径,从这种意义上讲,科学上仍是有捷径可走的。

蔑古则失之纵,泥古又失之拘,都不是好的治学方法。

尽信书,不如无书,非书之过,乃书呆子之呆也;尽信药,不如无药,非药之过,乃不辨天时、地势、心情、习惯……的庸医之庸也。

学而不思则罔,不多问多学多实践多总结,学问难以积累。临证之时,凑合症状,组合方药,用难获效,效难维持,更难有效地复用于他人,势不利于祖国医学的整理和提高。

先哲有云:"检谱对弈,弈必败;拘方治病,病必殆。"错在哪里? 错在按图索骥。

对前人和他人的经验,不要轻易地承认,也不要轻易地否定,首先要记住,然后再在临床实践中去反复验证,最后再决定取舍、修正、发展。

"古方不能治今病"这句话,既可以成为对泥古不化者的针砭,也可以成为数典忘祖之辈的后盾,对此,我们不能不注意。

认病用药,思路宜宽不宜狭,宽就要宽到药外,因为服药、摄养、情绪等等因素均会影响到对疾病的治疗。

治法、方药,掌握得愈多愈好,只要我们遵循着辨证论治的基本原则,就能在困难的情况下左右逢源,若执一废众,反成窘迫。

为医者要不断提出设想、假说，又不断付诸实践去探索、验证，不然难以有进展。

学医还要下死功夫，花死力气，侥幸和轻信往往都导致失败。

二、诊法

诊断疾病，察舌苔最为重要。察舌体要注意六点，即荣枯、老嫩、肥瘦、痿硬、刺裂、动静。察苔要注意七点，即厚薄、润燥、粗细、偏全、剥脱、滑涩、腐腻。

舌尖属心，前部属上焦，中部中焦、下部下焦，实际上，如此细分于临床并无多大补益。胸阳不振，痰浊内阻，舌尖并无腻苔，反见于中下部，肝胆湿热者，舌尖亦红。因此要从整个舌苔的厚薄、枯荣去判断寒热、虚实、进退。至于两祥有瘀点，其瘀血也并不一定在肝胆，也有在心、肺、经络者，拘之必泥，泥必生错。

舌底咽喉都干，重点在肾液之竭，舌心较干，重点在胃津之润。这是言重点，由于二者关系密切，所以治疗上常相兼顾。

对于气色的望诊，要把重点放在面部，因为"十二经脉，三百六十五络，其气血皆上注于面"。其次是舌，舌除了为心之苗外，肝、脾、肾三经也与舌体相连。

中医望诊，察色是其中一个重要内容。色包括色和泽，色是指青、黄、赤、白、黑等颜色，泽指荣润、枯槁、鲜明、晦滞等光彩。各种颜色，只要明亮而荣润，虽病则正气尚盛，反之，晦暗枯槁是正气已伤之征，所以，与其说中医望诊中注意色，倒不如说更注意泽还确切些。泽在诊断、治疗、预后等方面，更具有指导价值。

络诊方法，值得重视，有一定意义。临床上我一般使用方法有三，一是舌下络脉；二是双手鱼际；三是病变部位（其中包括所病脏腑的经脉所循部位）的络脉。以络脉隆起和下陷来判断虚实，以颜色的红紫来判断寒热，以出现的多少和长短来判断轻重。

三、辨证

外感阳证一般多由体质壮实之人而产生，外感阴证多是平素肝肾不足或气虚血亏之人，以及阳证日久之人。

阳气虚弱之人，一是少津液，二是水湿停聚，二者常同时并存。这是因为在人这个整体中，有积聚就会有缺乏，皆可用温补而消除之。如果被阳气虚弱而出现津亏的现象所迷惑,一味生津养阴,结果往往更伤脾败胃,阳气更亏,积水停饮就更甚,而津亏现象也就更明显。温补之所以有效,正如釜底有火,锅中之水沸腾,水津蒸发四布,自无干燥现象了。一腹水病人,咳嗽吐脓痰,面色㿠白,两颧发红,四肢乏力,气短语微,舌质红无苔,少津,口干唇燥,饮水又不多。使用生津养阴,清热利尿之剂,愈服愈重,改用益气温脾之品,而诸症得到改善,于此可见一斑。

人身之中,五脏六腑,十四经脉,哪能寒则俱寒,热则俱热,虚则俱虚,实者俱实?所以,前人不少有效之方,常是寒热并用,攻补兼施,这能给人以无限启示和联想。纯粹的治则乃是教科书式分类,为帮助学习和掌握基本理法而设。实际上的临床对象,常呈矛盾重重的复杂局面,若拘于本本,按书治病则流弊大矣。

温病热退后脉静身凉,属邪退之象,不可误认为阳气虚而用温补,与温病过服寒凉而致阴伤阳损,当与甘温润养有别,区别何在?一安静,一烦躁,此为关键。

外感病重要的是分辨病变的部位、寒热和气候特点;内伤病要着重注意辨其虚实、寒热和心境情况。

治病不是给水缸消毒,只需注意消毒药对病菌的杀伤力就行了。治病是针对着生存在自然界、社会中,有性格、有精神活动、有不同体质,又具有能动改造环境能力的人。所以,就必须把精神、环境、气候、体质等诸种干扰因素都加进去全盘考虑,才能取得治疗的最佳效果,否则常会出现药与病虽相符,然而无效的后果。

四、论治

具体遣方用药时,我自己有约法三章:①要辨证用药,华岫云《临证指南医案》凡例中写道:"余愿业医者,于识证尤当究心,如儒家参悟性理之功,则临证自有把握,然后取此法与方用之,必有左右逢源之妙矣。倘阅是书者,但摭拾其辞句,抄袭其方药,藉此行道,为觅利之计,则与余刻是书之一片诚心,大相悖矣。幸后之览者,扪心自问,切勿堕落此坑堑。"徐灵胎对此眉批曰:"近日此辈甚多。"今天读此,感慨犹存。②要辨病用药,不少临证所选之药,都是针对中医所谓的病而选用的,如茵陈退黄,使君仁驱虫,其他如香附、益母草调经,三七、自然铜疗伤,仙鹤草止血等等。中医也要辨病用药,不可忽视,这中间也有不少宝贵遗产需要发掘。③要根据经验用药,有些疗效较好的方药,中医理论无法解释,纵能解释也牵强附会,而现代医学对其中一些机理也无法完满解释,选用它们,就可凭经验而用药。

只要能较好地综合上述三个方面去选用方药,一般来讲,也就比较中肯了。

遣方如选食谱,遣药如烹调,不同的风味,当用不同量和不同质的调料配搭而成。炮制煎药等亦如切菜的刀法及掌握火候一样,刀法不对,火候不到,也不成风味。而服法不对,也如食法不当一样,均当注意,这些都是会影响疗效的。

药量亦如食量,皆须视消化能力而定。脾胃虚弱之人,剂量宜轻,即使重剂补肾,也徒伤脾胃,须用轻剂唤醒胃气,欲速则不达,须循序渐进,方能水到渠成。操之过急,往往变证丛生,药杀之耳。

补虚的主要方法在扶胃气,用药要少、轻、淡。可用饮食代药,引其开胃,饮食得宜则胃口开,饮食得进则气血增,就能进一步调补。

病后自当进补,但要补得适宜,厚味荤腥固然血肉有情,但胃气初苏,反会伤伐胃气,倘是温病,余热未尽,反留祸根,能导致食复。

久病服药损伤胃气,恶药、干呕者,当以食疗为主,倘仍用药物治疗,纵使对证,也难以见功。

临床上脾阳虚与胃阴伤同时存在者,比较复杂难治,治疗当兼顾东垣、天士之方,庶无偏胜之弊。我的体会,有热象当以养胃阴为主,养胃阴之药如沙参、玉竹、麦冬等均为清润之药,渐次增加扶脾阳之药。无热象者,当以扶脾阳为主,渐次佐入养胃阴之品,阳长阴生也。

阴伤及阳或阳损及阴,而致阴阳俱伤之候,当甘温润养益气之剂,如选用当归、红枣、炙甘草、枸杞、桂圆肉、茯神、菟丝子等;切勿选用辛烈伤阴、滋腻碍阳之品。

久泄伤阴治疗当佐以酸甘化阴之法,即使邪气未退,仍可选用酸甘之品以化阴生津,生津可以熄火,不要看得死板。我的体会是酸甘之品选用得当,不但不会恋邪,反而能帮助祛邪,久泻阴伤仍有发热者,我常选用吴鞠通椒梅汤加味,疗效颇好。特别是小儿久泻伤阴低热不退之时,用之更佳,常加扁豆、生山药粉(冲服)等。

治病当为邪气开出路,开出路乃是审查病人之苦衷,恢复气机气化活动之正常。一般出路为汗、吐、下、利,其中利指通利小便。

如何开呢?并非仅仅指发表、涌吐、攻下、利尿,查气机气化阻碍之因而去之,亦是开出路之法也。比如用五苓散与苓桂术甘汤都能治癃闭,而前者重渗利,后者重气化也,要知常,更要知变。

兵法云"将在谋而不在勇,兵在精而不在多",医道同此理。打药海战术,四面围攻、八面出击,常有主病未克,杂症又生,邪气未去,正气已亏之虚。用药能精有三:理法娴熟、能识标本、深晓药性,三者合参,岂有不精者也。

用清法要无凉遏之弊,在于有机结合表透、通下、反佐等法,为撤邪祛热开辟出路。

内伤外感治则不同,治外感去其所本无,治内伤复其旧所用。但人之病往往是二者错杂出现,所以往往是既要去其所本无,又要复其旧所有,也就是说往往要将祛邪与扶正兼备起来。

治病要注意两点,一是邪正斗争,这是由邪气引起的斗争形式,二是阴阳失调,是脏腑功能、物质、器质发生矛盾的形式。因此,治病不外两大法门,即祛除邪气,调整阴阳。

中医治疗的基本原则是保存正气,消灭邪气,使病体得以复旧,治疗大法是祛邪与扶正。对待病势,应当采用多种不同手段处理,因为各种病都是发生在不同的气候、环境、体质、性格、心境的病人身上。因此,根据不同情况或围而歼之,或围魏救赵,或背水为战,或暗度陈仓,都可能是有效的治法,不应死看到直接祛邪的治法。更不应将中医的祛邪法与西药杀菌、抑菌作用齐观,那样,中医治疗的特色和优点就被抹杀了。

治虚无速法,欲速不达,要立方固守,长期用药,背水一战,实乃促其早夭。

治慢性病首当摸清病变由来的规律,切忌变法太多,易方过频,操之过急。要有方有守,步步为营,稳扎稳打。

有方有守,重点在守,不仅要敢于守,还要善于守,所谓善于守,其中包括为医者如何让病人主动配合守,其实可谓之巧也。

药补不如食补,食补不如神补,神补者精神摄养也。神之于人,实在重要。

正虚邪实,有五法可以借鉴:①不正面攻邪,从侧面祛邪,如癥瘕积聚,体虚不任攻伐,可用消法或和法以渐去之;②"退避三舍"保存正气,争取各种因素的支持,让邪势自衰,然后一举歼灭,如温病之战汗;③诱其所好而歼之,如热结旁流,通因通用,又如湿温用下法;④先打弱敌,各个击破,如分清上下,使热与湿不相合,势力孤单;⑤微者逆之,甚者从之,从之即反治法也。热因热用、寒因寒用等,皆是从现象上顺从,而反佐疗法,则是为了更好地发挥药物的治疗作用。

以上五法与扶正法相配,对正虚邪实之证皆有较好的疗效。

物极必反,过剂则寒病能转化为热病,热病能转化为寒病。

治疗各种病要有注意点,所谓注意点就是能改善整形势者,比如:治杂病要注意脾胃情况;治妇人要注意到调肝;治小儿要注意到意外变化;病人以元气为本;胖人要注意气虚、痰湿,瘦人要注意阴虚、火旺……药必对证,用必够量;药贵精专,切忌杂乱;补必兼温,温能行之,此温乃甘温之温,非辛温之温,纵是补阴之剂,兼温就有阳生阴长之义;攻邪宜早,迟延则徒耗正气,反为难办;达邪务尽,乃一鼓作气之义也,否则再而衰,三而竭。

六淫外感,外来之邪,本人体所无,驱之务尽,但并非是指一味使用祛邪之法,邪去七八,则当伍以扶正之法以达邪,否则正气一虚,邪反易凑。

老年人,产后,先后天不足者,纵是感冒风寒、风热,也是杂合之病,当用杂合之药治之。

用药如用兵,要知病知药还要知人,始能胸有成竹,进退有序。方以病立,药随证易,抚阳于未散,助正以祛邪,攻邪要找出路,要有重点。

大凡肝肾之虚,多属阴虚,而宜厚味滋填;脾虚则多气虚不运,宜健脾温运;肺胃之虚,多津气两亏,治宜清补。

妇人以阴血为主,理气为先,主冲任,重肝肾,顾脾胃。

中医治法有常有变,一般谓常法容易变法难。依我之见,善用常法者,自然能变。因为不论变法常法,均不会离开中医的具体理法方药,中医论病之源有三因,论病之情有八纲、六淫、三焦、卫气营血,皆不离脏腑学说,治法有八法七方十剂等说,均以四诊断之。常法据此,变法又何尝不据此呢? 重要是在于时时体现举一反三,体现者即为变法,前人对此积有不少宝贵的经验,足够吸取。

虚实相兼、寒热并用的原则是:虚多邪少重补,补正才可祛邪;虚少邪多重泻,泻邪方能固正。

具体选用方药要在辨明何气所伤,所伤何处的基础上进行,否则,不是无的放矢,就是捕风捉影。

正虚邪实,自然不能纯攻纯补,要能用药妥贴,须究虚在何处? 实在何处? 虚者为何? 实者为何? 虚实比例如何? 虚实关系如何? 明辨这些,并非多余,非此无以有的放矢,否则遣方用药,服后或则无关痛痒,甚则为邪张目。

阴邪凝聚者,当用阳药通之,尚需注意与此有联系之处的寒热虚实,一则防其欲速不达,二则防其动辄掣肘,三则防其挖正气的墙脚也。

治疝一般常用温通、行气之法,再随其寒温以加减。但又有肝肾络虚,少腹或两胁胀痛如疝状,不可用治疝气之法,当温养下元。亦有中气下陷而引起疝气者,服橘核、荔核、楂核等百剂无效,而用补中益气汤收功者。

伍拾叁　我养神长寿之道

我今年九十岁，每天仍看书、诊病、自己写处方，不论数九三伏，每日总是走路三华里，从不持杖扶身，人们常问我到底吃了什么药，使我每每哑然失笑。养神，我认为是长寿中首要的一条。

中华养生，源远流长，理法分明，早在先秦时代都已卓然有术。三国曹操"盈缩之期，不但在天，养怡之福，可得永年"一直传颂至今。《内经》早已归纳养生之术的原则为："上古之人，其知道者，法于阴阳，和于术数，食饮有节，起居有常，不妄作劳，故能形与神俱，而尽终其天年，度百岁乃去。"

古人称：精、气、神为人生三宝。早在《内经》中就指出"呼吸精气，独立守神""积精全神"以延年益寿。在人的生命活动中，有神则生，无神则死，伤神则病，守神则不病，这些道理在历代均被医学家和养生家所重视。正如《庄子》云"纯素之道，唯神是守，守而勿失，与神为一"，这就是强调了养生必须注意养神。

用神不当就会伤神，伤神就会引起疾病。如"忧思则心系急""忧恐忿怒伤气，气伤脏乃病脏"。至于异常强烈的精神刺激，出现"伤神则死"的例子也是很多的。《说岳全传》中气死金兀术，笑死老牛皋；《三国演义》中骂死王朗，气死周瑜等等，人们之所以不笑其荒唐，就是因为生活中此类情况并非罕见。对于老年人来说，情志之伤的后果就更为严重，不可不慎之。

养神就是调节精神状态，以加强精神修养，使之有利于祛病延年。《淮南子》说："神清志平，百节皆宁，养性之本也；肥肌肤，充肠腹，供嗜欲，养性之末也。"养神要做到安静和调，神清气和，乐观愉快，胸襟开阔，从容温和。我把养神具体分为清静养神，积极养神和顺时养神三法，兹分叙于下。

清静养神法：

《素问·生气通天论》："清静则肉腠闭拒，虽有大风苛毒，弗之能害。"苏东坡有诗云"因病得闲殊不恶，安心是药更无方"，可见有病无病，清静养神于人体健康都是非常重要的。要能使心情清静，首先必须善于节制情感，正如《孙真人卫生歌》所云："卫生切要知三戒，大怒、大欲，并大醉，三者若还有一焉，须防损失真元气……世人若知卫生道，喜怒有常嗔怒少，心诚意正思虑除，顺理修身去烦恼。"生活中谁都会遇到挫折,谁都会受到暂时的损失或威胁,要顺利地度过这些逆境,就需要有保持心理平静的能力。善自排解,遇事不怒,心胸开阔都属于这种能力。古人有"君莫愁"诗一首:"愁来无已时,一愁悴容颜,再愁伤心脾,三愁中膏肓,卢扁不能医,请君听我唱莫愁,是愁有益我亦愁,病人愁病病不瘳,不去不瘳愁何用。"此诗之妙,诸君照章办理后自会知晓。

清静养神法的核心就是要使心情平静,待人处世要豁达宽宏,不斤斤计较小事,不苛求于人,不追求难填之欲壑,不胡思乱想。这样,自己的上下左右乃至家庭,都会有一个比较和谐、亲密的气氛,而这在客观上又促使了自己心情舒畅,身心健康。

积极养神法:

人到老年在精神上有所追求,乃是长寿的一个重要方面,《寿亲养老新书》云:"养老之法,凡人平生为性,各有好嗜之事,见即喜之,有好书画者,有好琴棋者……"假如没有一点爱好就会感到孤独、寂寞、枯燥无味。思想倾注于爱好,自以为乐,有助于陶冶性情,消除烦恼与忧虑。我老来专心致力于读书,著书立说,自以为一大乐趣,如陆游诗:"灯前目力依然在,且尽山房万卷书。"时时有欧阳公诗"至哉天下乐,终日在书案"的感觉。把思想集中到精神所追求的东西上去,做起事来精神就非常集中,会产生一种万念俱消的感觉,心一专连刮风下雨都听不见,这难道不是一种气功状态吗?

综上所述,清静养神法在于一个"静"字,要求事事无愧于心,才能心平气和。为人正直心里就坦荡。不嫉才妒能,正直而谦逊。公心多一点,私心少一点,心情平静则能长寿。积极养神法在于一个"动"字,要求有"老骥伏枥,志在千里"的精神,有一种对人类有益事业的追求,这是健康长寿的精神支柱。这两种动静养神法相互结合就能消除老年人孤僻怪诞无聊的情绪,也只有动静相结合才能在工作、学习和生活上有长远的战略眼光,而在战术上不做勉为其难的事情。不急一时之需,而计长远之得,这样,在精神体力上都会保持着健康、充沛的活力,这种身心健康就是长寿的根本保证。

至于顺时养神法,我主要按《素问·四气调神大论》中所述而为,此处不再详述。

伍拾肆　治疗肩周炎

一、砭术外治工具及药物

1. 用桑木加工制成砭术外治工具,我称此为砭木,乃受古人砭石按摩之启发而成。

2. 外用药酒:生地黄100g,血竭、当归、乳香、没药各20g。用高粱酒泡3周即可。

3. 外用摩膏:沉香、檀香、红花、乳香、没药、当归、降香、苏香、自然铜各10g。为极细末,香油调匀。

二、砭术外治手法程序

1. 患者取坐位(以下均取坐位),患肢置于头部,术者位于患者肩缝、胛缝部,用砭木蘸摩膏,轻柔手法反复推刮。

2. 助手将患肢固定于外展最大限度上,术者用砭木蘸上摩膏,轻柔手法来回推揉三角肌、腋下诸肌、大圆肌、胸大肌、胸小肌外侧端,施术过程中助手慢慢上抬患臂。

以上两步均以透热为度,各约3~5分钟。术后即感轻松、痛减,然后再进行以下程序。

3. 术者站在患者后侧,左手按压患肩,右手握住患肢前臂,用恰当的力使肘关节屈曲,由外向上,沿越过头顶摸健侧耳朵方向拉动。然后再使患肢经胸前向对侧肩部拉动或推动。各数遍。

4. 术者双手握住患侧前臂,逐渐用力向上举并抖动,越向上越好,但要防止粗暴。

5. 术者站在患者后侧,一手按压患肩,一手握住患肢前臂,将患肢作顺时针和逆时针划圆圈运动。划圈由小到大,逐渐达到最大范围。

6. 用砭木点压肩井、肩髎、肩贞、中府等穴,得气后再点压半分钟左右。

7. 用砭木梳刮肩部2遍。

8. 患肩外搽药酒,用电热风吹或红外线灯局部加热。外搽数次后,以皮肤表面有药染为猪肝色为止。

三、内服药方

1. 寒痹型：肩部疼痛较剧，不能伸展，并觉关节寒冷，遇寒增痛，遇热痛减，局部皮肤不红，微肿、苔白，脉弦紧。黄芪 15g，桂枝 9g，白芍 12g，伸筋草 18g，羌活 10g，续断 12g，白术 10g，甘草 5g，大枣 10 枚。

2. 湿痹型：肩部疼痛重者，阴雨天更甚，肌肤麻木，手足笨重，活动不便，苔白腻，脉濡缓。桂枝 10g，白芍 6g，当归 9g，黄芪 9g，白术 10g，茯苓 10g，陈皮 6g，半夏 9g，防风 9g，甘草 3g，生姜 2 片。

3. 风寒型：颈项强痛，甚似折，肩背痛不可回顾，并见恶寒无汗，发热、鼻塞，喷嚏，兼腰端酸楚，脉浮紧。羌活 10g，独活 10g，川芎 10g、藁本 10g，防风 10g，葛根 15g，桂枝 10g，大枣 5 枚，生姜 3 片。

4. 痰湿流注型：肩背疼痛，多喜捶，或手臂酸软无力，甚至肩痛不能举，舌苔薄白滑腻，脉弦。乌药 10g，枳壳 10g，法半夏 10g，茯苓 10g，陈皮 10g，天南星 5g，天仙藤 12g，防风 10g，白术 10g。

5. 寒饮伏结型：肩背一片冷痛，苔白腻，脉沉弦。茯苓 15g，桂枝 15g，白术 15g，法半夏 10g，甘草 9g。

6. 血壅经络型：外伤肩痛。当归尾 10g，赤芍 10g，牡丹皮 10g，桃仁 10g。

伍拾伍　留一份邪气以愈病强体

我早年跟随父亲抄方时,每见其治病大势控制后,便把重点转移到体质方面,除治疗外更是谆谆嘱咐生活中琐碎注意事宜,对此不仅不理解且不以为然。多年后自己有过几场病的切身体验,便渐渐自觉关注起生活琐碎事情与治病的种种相互作用关系来。我通过自身体验发现,祛邪务尽的治法每每令患者有一类莫可名状两败俱伤的虚衰难受感觉,这种特殊的难受感不仅在躯体上更在心理上都会体现出来。推己及人,细察详问,发现这是一个共同性问题。关注愈久,体会愈深,使我愈来愈主张在治疗过程中,要想尽一切办法去保护、利用和强健人体的自然愈病能力和自我调控防病能力,因为归根到底,它们才是患者生命运动之正常进行的依靠。在继承前辈经验的基础上,再加上自己的体会,于是逐渐形成了自觉留一点邪气或疾病以养生健体的思想。

对于疾病,人体有一类自然的防病愈病能力,它包括抗病力、康复力、免疫力等等,是它们与各种致病因素作斗争,并维持着生命活动正常运行。患病不是好事,但如果能巧妙利用已经患病这种特定环境,促使这类能力得到锻炼而增强,其结果就不仅有益于现在,而且更有益于今后的健康。不注意保护、利用和增强这类能力,与过分利用、依赖和消耗这类能力一样,都可能压抑、损伤这类能力。临床上常见到病去体衰,不仅旧邪去之不尽,而且新邪容易侵袭,以致反复缠绵的局面,多半都是由此而造成的。留一分邪气,以利正气升华,从而愈病强体,是一种行之有效的无上妙法,也是一种中医学治病深邃的学术思想之一。

《汉书·艺文志》载古谚:"有病不治,常得中医。"后世据此而曰:"不服药胜中医。"这个中字,可当作中等医师讲,亦可当作不偏不倚讲,这句话也是说有病不治疗常会得到相当于中等水平医师治疗的效果。为什么呢? 宋代叶梦得《避暑录话》曾谈道:"世言'不服药胜中医',此语虽不可通行,然疾无甚苦,与其庸医妄投药,反败不得为,无益也,吾阅是多矣。"的确,疾无甚苦,与其让庸医添乱增病,倒不如不治为好。但叶氏在这里仅从庸医误药而言其害,并未进一步深入探查此中三昧。我认为不服药胜中医的实质要领还在于:无论疾病或轻或重,都无须完歼穷寇,应当留些许邪气,而这些许邪气的程度就在于"疾无甚苦",此时让正气与之相争,这样就能通过相对强于邪气的正气在实战中增强人体抗病愈病能力,从当前和长远利益来讲,都是远远胜过最恰当的完全彻底祛除病邪的任何有效或特效治疗。这种思想早在中医古典著作中就有论及,如《素问·五常政大论》云:"大毒治病,十去其六,常毒治病,十去其七,小毒治病,十去其八,无毒治病,十去其九,谷肉果菜,食养尽之,无使过之,伤其正也。"无使过之,伤其正也,就是说无毒治病,十去其十,也将会伤其正气。这种无毒之药治病,也只能十去其九,留一分疾病,不用药攻,而用谷肉果菜食养正气,待正气充而愈疾的认识,是一种很值得研究的,极富哲理的学术思想。

留一分邪气,以邪气来养正气、助正气、强正气,是合乎客观规律的。正气只有在同邪气的实际斗争中才能提升自己的各种具体抗病愈病能力,诸如常言所谓之失败为成功之母、吃一堑长一智、浪子回头金不换等等,均是这种规律在社会生活中升华出来的精辟格言。他如若要小儿安,常带三分饥与寒,多衣多寒,经常小病者长寿,久不病者暴亡,注射预防针等,都是这种规律在医学实践中的体现。为什么要只留一分(这是比喻少的意思,不是定量标准,要活学活用)邪气而不是多留几分邪气呢? 古人常讲和实生物,认为同则不继是非常有道理的,不同的东西才能相反相成,但和实生物必须要有一个度,我多年的体会是邪多伤正,邪少促正。绍兴徐文长旧居"青藤书屋"有一副徐氏自制对联说得妙:"读不如行,试废读,将何以行;蹶方长智,然屡蹶,讵云能智。"此联寓意深远,回味悠长,实值得使用留邪强身者玩味再三。

《内经》仅提到谷肉果菜,食养尽之,我通过长期观察和体验认为必须扩大范围,增添方法。在临床上每当处于留有一分邪气的阶段时,我原则上多从以下几个方面去促使患者获得愈病尽邪强身健体。

1. 可恰当地采用按摩、灸法、锻炼等法通经络行气血助元气。

2. 选用合理的、习惯的、能接受的营养饮食进行调养。

3. 适当地改变生活环境,如居室清洁大扫除,床被用具翻晒,家具重新布置等。

4. 叮嘱家人尽可能改善和加强与患者感情交流等以调整心境,保持乐观,增强信心。

5. 虽不用药物攻邪,但可用药物(恰当的)养正。

6. 小毛病尽可能不用药物治疗。

7. 仔细观察体验,对家庭环境或个人不好的生活方式和习惯要加以改变。

以上原则要小心认真实行,最忌一曝十寒,假以时日其功自著。

几十年来,我屡用此术起沉疴痊痼疾,使不少慢性病患者得到康复,使不少羸弱者体质得到增强,使不少常易感冒的小儿获得蓬勃发育,我本人一生中曾多次患重症恶疾,都从不实打硬拼,而是依靠与疾病周旋,从多方面养正气除病邪,不仅战胜了疾病而且提高了自己的生存能力,并且亦赖此获得高寿,无任何养生之疾。

伍拾陆　临床常用效方选辑

在临床诊疗中,我除使用古今已成定型方剂外,还常使用不少家传和自制方,这里将我在临床上一部分常用效方介绍于下,以供同道参考。很多处方未定剂量,是因为临证必须针对具体患者四诊合参才能丝丝入扣,特别是诊脉,尤其要下功夫去体会。

一、内科方

1. 益体虚(汤剂)

主治:头昏、失眠、不耐思虑,属气血不足者。

党参、白术、玉竹、枣仁、川芎、知母、茯神、琥珀、合欢皮、夜交藤。

2. 扶土定风汤(汤剂)

主治:头目眩晕、欲呕、食纳差、苔薄,属土虚而致木摇者。

党参、白术、茯苓、甘草、菊花、枸杞、山药、麦冬、生地黄。

3. 清热熄风汤(汤剂)

主治:外感风热、头目眩晕欲倒。

山羊角(或羚羊角)、菊花、防风、藁本、玄参、黄芩、石菖蒲、甘草、薄荷。

4. 镇肝安神汤(汤剂)

主治:肝阳上亢、失眠、心慌、头痛。

石决明、龙骨、牡蛎、金钱草、首乌、枣仁、远志、菟丝子、女贞子、朱砂、合欢皮、菊花、茯神、高粱、谷芽。

5. 养肝安神汤(汤剂)

主治:肝阴(血)虚、失眠头昏。

首乌、熟地黄、山药、当归、枣仁、柏子仁、莲心、枸杞、牡丹皮、茯苓、菊花、生地黄、鸡血藤。

6. 加味苍根白虎汤(汤剂)

主治:头痛,舌赤、苔薄白而腻、脉浮数有力。

苍术 10g、厚朴 10g、石膏 20~30g、知母 10g、甘草 3g、川芎 10g、白芷 9g、细辛 3g、菊花 15g、桑叶 10g。

如苔厚者可酌加利湿之品。

7. 加味三香汤(汤剂)

主治:咳嗽、气喘、胸闷不适。

桔梗 10g、瓜蒌皮 10g、降香 10g、香豉 10g、郁金 10g、陈皮 10g、枳壳 10g、射干 10g、通草 6g、枇杷叶 10g(去毛)。

8. 温肾止咳汤(汤剂)

主治:久嗽频频、痰色灰暗、手足不温、舌苔薄腻,属肺气不足、肾阳不纳者。

紫菀 21g、款冬花 15g、白薇 15g、白芍 12g、鹅管石 15g、牡蛎 15g、大枣 5 枚、黄芪 15g、附片 6g(先煎)、百部 24g、补骨脂 12g(杵烂)。

9. 二加龙骨牡蛎汤(汤剂)

主治:咳嗽、气喘、虚汗出、尿清、白带多,气上浮而自觉烦闷,久病体虚。

龙骨 10g、牡蛎 12g、白芍 10g、白薇 10g、甘草 3g、法半夏 10g、附片 10g(先煎)、紫石英 18g。

10. 滋水止喘饮(汤剂)

主治:肾阴虚久喘咳。

熟地黄 30g、山药 15g、茯苓 10g、山茱萸 15g、牡丹皮 10g、牛膝 10g、泽泻 10g、肉桂 6g、黄连 1g、当归 15g、附片 12g(先煎)、玉竹 12g、车前子 10g、甘草 3g、生姜 3 片、紫石英 15g。

11. 润肺止咳饮(汤剂)

主治:外感燥咳无痰。

紫菀 10g、沙参 12g、花粉 10g、天冬 25g、知母 6g、款冬花 10g、麦冬 10g、五味子 3g、黄芩 10g、白薇 10g、桔梗 6g。

12. 加味椒梅汤(汤剂)

主治:胃痛、嗳气、吐清水、泻或呕。

乌梅、黄连、黄芩、半夏、党参、枳实、白芍、良姜、牡丹皮、木香、吴茱萸、官桂、花椒。

13. 砂香散(散剂)

主治:胃痛隐隐、消化不良、胃口呆。

白芍 10g、木香 10g、砂仁 9g、鸡内金 15g,共为细末,白开水吞服,日两次,每次 1.5~3g。

14. 奠中汤(汤剂)

主治:呕吐胃痛、舌红苔腻。

砂仁、佩兰、藿香、陈皮、甘草、竹茹。

15. 红白痢方（汤剂）

主治：红白痢疾。

葛根 10g、黄芩 12g、黄连 10g、白芍 25g、桔梗 6g、甘草 3g、大黄 3g、枳实 9g、莱菔子 10g、地榆 12g、槟榔 10g、木香 9g。

16. 救急水（酊剂）

主治：时疟、痧疟、吐泻腹痛。

大黄 30g、陈皮 15g、广木香 6g、小茴香 15g、冰片 9g、薄荷冰 6g，泡白酒一周后即可使用。

17. 时疟万灵散（散剂）

主治：时疟中各种凶暴闭疟、时疫痧症。

草果 120g、苍术 180g、雄黄 90g、枯矾 50g、杜仲 120g、广木香 120g、神曲 120g、姜黄 120g、菖蒲 50g、牙皂 50g、细辛 30g、郁金 50g、马通 180g、木通 50g、黄芩 120g、人中黄 50g、藿香 120g、朱砂 50g、白芷 120g、大黄 120g，共研细末，白开水送下 5g，或用竹心、车前草煎水吞亦可。

18. 归芍苡仁蠲痹汤（汤剂）

主治：温热痹痛、有伤阴见症者。

薏苡仁、当归、白芍、生地黄、玄参、柴胡、牛膝、木瓜、桐皮、秦艽、桂枝、石膏。

19. 风湿痹痛酒药（酊剂）

主治：风湿关节疼痛，偏于寒者。

当归 15g、黄芪 24g、白术 15g、枸杞 12g、仙茅 12g、杜仲 15g、补骨脂 10g、牛膝 10g、续断 12g、淫羊藿 10g、党参 24g、桂枝 12g、附片 10g、龙眼肉 12g、枣仁 15g、茯苓 15g、巴戟天 12g、木瓜 15g、薏苡仁 12g、苍术 15g、制川乌 9g、草乌 9g、狗脊 12g、防己 12g、威灵仙 10g、山药 18g、熟地黄 24g、山茱萸 12g、川芎 12g、白芍 18g、炙甘草 9g、首乌 15g、楮实子 12g、桑枝 12g、红花 6g，泡白酒一月后即可饮用，日饮一次，量以 10ml 左右为准。

二、妇科方

1. 加味桂枝汤（汤剂）

主治：妊娠恶阻、自汗、脉虚。

桂枝、白芍、甘草、生姜、大枣、当归、茯苓、芹菜、生姜。

2. 加味四君子汤（1 方，汤剂）

主治：妊娠恶阻、纳呆、舌苔细腻。

党参、白术、茯苓、甘草、当归、紫苏子、生地黄、麦冬、陈皮、砂仁、白芍。

3. 加味四君子汤（2 方，汤剂）

主治：妊娠恶阻、舌尖红。

上方加入黄芩、芡实、薄荷、雅连。

4. 顺气汤（汤剂）

主治：妊娠恶阻、气滞不舒。

熟地黄、当归、白芍、白术、茯苓、砂仁、陈皮、紫苏梗、香附。

5. 苍术止带饮（汤剂）

主治：脾肾虚寒夹湿、白带清稀量多。

白术、茯苓、扁豆、巴戟天、白果、莲米、芡实、补骨脂、牡蛎、杜仲。

6. 巴戟散（汤剂）

主治：妇人带下如水。

党参 15g、茯苓 10g、白术 30g、巴戟天 15g、薏苡仁 10g、白果 12g。
此方亦可为散剂。

7. 断下汤（汤剂）

主治：崩中带下等疾之基础方。

党参、艾叶、熟地黄、当归、川芎、海螵蛸、阿胶、干姜。

8. 通乳消痛饮（汤剂）

主治：乳痈初起、恶寒疼痛。

半夏、茯苓、陈皮、甘草、麻黄、桂枝（或肉桂）、炮姜。

9. 乳房散结汤（汤剂）

主治：乳房结核肿痛、乳痈。

陈皮、法半夏、茯苓、甘草、漏芦、鹿角霜、肉桂、白芥子、瓜蒌。

10. 当归止痛散（汤或散剂）

主治：痛经、血凝少腹、经行不畅。

当归、赤芍、刘寄奴、没药、枳壳、延胡索、益母草。

11. 疏肝通乳汤（汤剂）

主治：情绪不佳、郁怒乳闭。

当归 15g、白芍 15g、白术 15g、通草 3g、柴胡 5g、远志 3g、青皮 10g、老鹿角片 5g（打粉冲服）。

12. 断漏汤（汤剂）

主治：妊娠胎漏下血。

白芍 15g、黄芩 10g、生地黄 10g、益母草 18g、续断 9g、甘草 3g、党参 30g。

13. 安胎饮（汤剂）

主治：胎动不安，自觉动甚，心中不安。

熟地黄、当归、白芍、党参、白术、甘草、芡实、枯芩、桑寄生。

有热，熟地黄改为生地黄，加青果，名为清胎饮。

14. 阴痒洗剂（煎洗剂）

主治：妇女阴痒、湿热痒疹。

当归 15g、白芍 10g、栀子 9g、茯苓 10g、柴胡 6g、楝根皮 12g。

煎后取汁，兑温开水冲洗患处。

15. 止崩汤（汤剂）

主治：崩漏、纳呆、气短、脉弱。

鸡冠花 50g、白果 15g、党参 15g、黄芪 15g、白术 20g。

16. 止漏汤（汤剂）

主治：崩漏、腰酸、脉濡。

续断 12g、党参 15g、菟丝子 12g、熟地黄 12g、阿胶珠 9g、白术 10g、黄芪 12g、甘草 3g、龙眼肉 12g、茜草炭 6g、仙鹤草 12g、鸡冠花 15g、花生衣 10g、花蕊石 15g（煅）。

17. 补气通便汤（汤剂）

主治：妊娠脾虚大便难。

党参、白术、茯苓、甘草、当归、白芍、黄芩、芡实、火麻仁。

18. 血虚经闭方（汤剂）

主治：血虚经闭。

熟地黄、川芎、当归、白芍、龟甲、血余炭、牡丹皮、香附。

19. 气滞经闭方（汤剂）

主治：气滞经闭。

槟榔、桔梗、陈皮、茯苓、苍术、半夏、厚朴、台乌药、香附、车前仁、知母、吴茱萸。

三、儿科方

1. 疝气方（汤剂）

主治：小儿疝气坠痛。

木香、小茴香、台乌药、官桂、荔核、青皮、枳壳、甘草、陈皮、白芍、川楝子。

2. 乳蛾方（汤剂）

主治：乳蛾，不出汗、恶寒，清解无效。

升麻、雄黄、青果、细辛、射干、牛蒡子、马勃、鳖甲、半枝莲。

3. 健脾止泻汤（汤剂）

主治：小儿伤食腹泻，或滞下，便色青或红白，或水泻如注。

白芍 15g、柴胡 3g、茯苓 30g、陈皮 3g、甘草 3g、建曲 5g、车前子 3g。

4. 温脾止涎丸（丸或散剂）

主治：流口水、环口红赤，属脾冷者。

焦白术、青皮、泡姜、法半夏、木香、丁香，各取等分，共为细末，每服 1.5g。

5. 清脾止涎丸（丸或散剂）

主治：同上，属脾热者。

焦白术、滑石、扁豆、茯苓、石斛、黄连、葛根、甘草，各取等分，共为末，每服 1.5g，灯心煎汤送下。

6. 月矾散（散剂）

主治：小儿白口疮，即鹅口疮。

硼砂 9g、枯矾 3g，共为极细末，调蜂蜜用鸡翅毛涂疮上，日两次。

7. 肥儿粉（散剂）

主治：小儿不思食、体瘦疳积。

党参 15g、茯苓 10g、莲米 12g、山药 15g、薏苡仁 18g、芡实 15g、扁豆（炒）15g、砂仁 6g、神曲 10g、白术 10g、陈皮 6g、鸡内金 12g，共为细末，日两次，水汤服末 3~6g。

8. 桑盐丸（丸剂）

主治：小儿遗尿，偏虚寒者。

桑螵蛸 30g、大青盐 20g、补骨脂 30g、肉桂 10g、白果仁 10g、益智仁 9g、乌药 6g，共为细末，蜜丸重 3g，日两次，每次一丸，服七日为一疗程。

9. 定喘散（散剂）

主治：小儿发热喘咳。

生大黄 6g、全蝎 3g、僵蚕 6g、朱砂 5g、冰片 5g、黄连 6g、甘草 3g、人工牛黄 3g、天竺黄 12g、胆南星 6g、槟榔 6g，共为细末，1 岁以上小儿每服 1g，1 岁以下每服 0.5g，灯心煎汤或白开水送下。

10. 哮喘方（汤或散剂）

主治：小儿哮喘。

半夏 5g、瓜蒌 5g、陈皮 5g、麻黄 5g、枳实 5g、杏仁 6g、甘草 3g、石膏 9g,生姜一片。

11. 咳嗽方（汤剂）

主治：小儿咳嗽吐涎、不思食、舌苔腻。

桔梗、瓜壳、降香、香豉、郁金、枳壳、射干、通草、枇杷叶、藿香。

12. 百日咳饮（汤剂）

主治：百日咳。

沙参、白前胡、白部、白及、枳实。

13. 肿咳方（汤剂）

主治：小儿发热、面目浮肿、咳嗽,属膀胱咳者。

金银花、连翘、香薷、厚朴、扁豆、朱砂、神曲、小茴香、桔梗、木通、车前草。

14. 疳积方（汤或散剂）

主治：小儿疳积。

红豆蔻、山楂、芜荑、使君仁、全蝎、薄荷、甘草、鸡内金。

15. 开食散（散剂）

主治：小儿口渴、手足心热、汗出、心烦、食纳极差者。

麦冬(去心)12g、肉桂 4g、胡黄连 5g、砂仁 5g、白术 6g、鸡内金 9g,共为细末,日服两次,每次 1.5~3g。

16. 感冒退热煎（汤剂）

主治：感冒发热。

麻黄 1.5g、菊花 9g、白术 6g、羌活 3g、防风 3g、金银花 12g、生石膏 10g、葛根 9g、柴胡 6g。

四、五官科方

1. 麻霜散（汤或散剂）

主治：咽喉久痛、口涎多。

麻黄、炮姜、熟地黄、桂枝、甘草、鹿角霜、炒黄柏。

2. 舌疮久不愈方（汤剂）

主治：舌疮久不愈、尿黄、舌淡。

导赤散加肉桂、枸杞。

3. 清胃消痛饮（汤剂）

主治：风火牙痛、牙龈肿。

生石膏 20g、细辛 3g、升麻 3g、槐花 10g、地骨皮 10g、酒炒黄芩 10g、白芷 6g、荆芥 6g、防风 6g、甘草 3g、苍耳子 15g。

4. 加味猪苓汤（汤剂）

主治：双目流泪、眼睑溃烂。

猪苓、茯苓、泽泻、滑石、阿胶、木贼、玄参、菊花、白芷、海花、蒲公英。

5. 金精散（汤剂或散剂）

主治：目痛多泪、眼睑肿痛、白睛红筋满布。

金精（金钱草）10g、银精（金银花）10g、谷精（谷精草）10g、柴胡 10g、羌活 6g、菊花 10g、蔓荆子 10g、蝉蜕 10g、木贼 12g、蜂房 10g、甘草 3g、决明子 10g、蕤仁 10g、夜明砂 12g、青葙子 12g。

6. 清散定痛汤（汤剂）

主治：风火目痛。

生地黄、玄参、麦冬、知母、菊花、蒙花、蕤仁、蔓荆子、荆芥穗、石膏、桔梗、石决明、决明子、蒺藜、桑叶、谷精。

7. 止衄汤（汤剂）

主治：鼻衄、舌红苔白腻。

南沙参 15g、焦白术 15g、茯苓 10g、地榆 12g、炒侧柏叶 10g、炒藕节 15g、山药 12g、炒柴胡 10g、白芍 10g、当归 10g、甘草 3g、干姜炭 6g、灶心土 20g（泡水取汁煎药）。

8. 通鼻散（散剂）

主治：风寒风热鼻塞不通。

附片、细辛、木通、鱼脑石、当归首、白芷、防风，共为细末，每用时，用消毒棉花，蘸少许药末，纳入鼻中。

9. 清心撤热饮（汤剂）

主治：口舌生疮、咽喉疼痛。

生地黄、清竹叶、通草、蒲黄、车前子、灯心、黄连、葛根、石斛。

10. 止衄汤（汤剂）

主治：鼻衄、齿衄。

石斛、牡丹皮、栀子、北沙参、玉竹、白芍、龙骨、牡蛎、青黛、赭石、川贝母、羚羊角。

11. 交通心肾法（汤剂）

主治：鼻、齿衄，心烦失眠、遗精。

龟甲、沙参、玉竹、石斛、生地黄、黄连、黄柏、蒲黄、官桂（研细末冲服）。

五、皮肤科方

1. 疏风止痒汤（汤剂）

主治：周身皮肤起痒疹、舌尖红、脉细数。

荆芥炭、地肤子、牡丹皮、细生地、金银花、栀子、蝉蜕、白芍、蒺藜、防己、菊花。

2. 荨麻疹方（汤剂）

主治：荨麻疹。

苍术、麻黄、白芷、荆芥、防风、蝉蜕、独活、赤芍、归尾、僵蚕、白鲜皮、山楂、牡丹皮、白豆蔻、红豆蔻、紫荆皮，加酒入水煎。

3. 防风通圣丸（丸剂）

主治：扁平疣。

日服 2 次，每次 9g，连服两周。

4. 手癣煎（外用熏洗剂）

主治：手癣。

艾叶 25g，用食醋兑水煎熏洗患处。

5. 祛风滋阴除湿汤（汤剂）

主治：鹅掌风、掌趾慢性湿疹。

熟地黄、生地黄、土茯苓、蒺藜、当归、白鲜皮、菟丝子、黄柏、枸杞、猪苓、泽泻、阿胶、苍术，白酒为引。

6. 唇风饮（汤剂）

主治：唇风初起、舌红口苦。

黄连、黄芩、知母、生石膏、淡竹叶、石斛、升麻、生地黄、白鲜皮、忍冬藤、胡麻仁。

伍拾柒　胃痛治验

1973年8月,长征公社胥某,女,27岁。心口疼痛不止,疼痛部位发硬,触之有包块,推之不走,按之更痛,不思饮食,每日只能在痛减轻时进少量汤饮和药水,如此情形已经二十余日,来我处就诊。观其面色淡白带青,面容消瘦,语音低微,断续,脉数、弦而略涩,左寸隐伏而弦紧。舌有紫点,金津玉液两股青筋显露、紫黑,苔灰腻微黄,但不很厚。自觉心中烦热,畏寒。经停七月,已出怀。

综合脉证,乃寒热错杂,瘀血停滞胃脘,虚热痞结于心下,逐瘀活血,清热泻痞,虽然与治病适合,却动辄和妊娠矛盾。观其清瘦体质,闻其不住呻吟,如之何也? 踌躇再三,因忆吴鞠通椒梅汤能与此病机吻合,姑借以加减,以观后效。书用红梅10g、黄连9g、黄芩10g、良姜10g、白芍10g、半夏10g、党参10g、丹参18g、广木香5g、没药3g、官桂9g、花椒20粒,取一剂,水煎服。

第二天,痛稍减,余如前,药如不对,必有变证,今尚有效机,宜追穷寇,更进一层,理气逐瘀,攻邪即是保胎,反复斟酌药物,详尽告之病家注意事项,因书之:栀子10g、良姜10g、香附10g、丹参15g、柴胡10g、枳实10g、桃仁10g、没药3g、延胡索10g、鳖甲10g、甲珠9g、土鳖虫9g。取一剂,水煎服。

第三天,服药后疼痛大减,略有思食感,再续服此方,小其制,取轻可去实之意,以去其已削之包块:减丹参为10g,桃仁为6g,土鳖虫为6g,加煅牡蛎10g,余如旧。取一剂,水煎服。

第四天,疼痛锐减,腹胀骤然厉害,以致夜不能寐,滑利之胎脉已现,不亦喜哉! 今水气不通通之即快。方用山楂30g、莱菔子10g、紫苏10g、通草6g。一剂水煎服。

第五天,痛去胀止,大病去后顿觉疲惫,拟用保胎无忧散两相兼顾,包块已去,血药无济有害。处方:川芎9g、白芍9g、当归9g、羌活5g、黄芪10g、厚朴6g、菟丝子12g、枳壳3g、甘草3g、浙贝母5g、艾叶3g、泡参15g、生姜2片,取两剂,水煎服三天。

第八天,自感诸症基本已无,唯略感倦怠而已。疏方:川芎9g、当归12g、熟地黄 18g,白芍 10g,菟丝子 12g,杜仲 10g,续断 12g,桑寄生 15g,黄芩 6g,芡实 30g。共服三剂,六天。

仅半月不仅病愈返乡,而且面色也现红润之色。后顺产无恙。诚《内经》所言:有故无殒,亦无殒也。

伍拾捌　外感痰闭肺胃

吴某,男,9岁,本县石牛公社十大队。1975年9月20日初诊,其父讲到,开始时发热,口渴,嗜睡,不思食,经多次注射青链霉素,输液治疗已十余日。目前口渴,一昼夜喝三瓶半开水,约8kg,思温饮,恶凉饮。目半闭而精神委顿,面色潮红,消瘦,热汗时时涉额过腮,站立时发抖,脉滑数,舌质红,无苔有痰涎起丝状。胸中感到发胀发热,有如一团火。曾进清瘟败毒饮、白虎汤、《千金》苇茎汤等无甚疗效。考虑为肺胃阴亏,痰热阻遏,寒之不寒,是无水也,宜甘寒生津,清热化痰。药用沙参12g,玉竹12g,麦冬15g,扁豆10g,花粉10g,石斛12g,山药10g,桑叶10g,菖蒲3g,胆南星3g,枳壳10g,牛蒡子10g,金银花12g,连翘12g,葛根10g,生姜汁数滴,取两剂,水煎服。

22日二诊,服上方第二剂时,病儿于21日中午阵阵恶心,继而吐浓痰两大摊,约有300ml,状如稠脓,夹有少量血丝,血色鲜红。吐后约一小时,病儿精神逐渐好转,口渴、心烧、胃胀、发热、汗出等症状亦减轻。下午略有思食感,为十余日来所未有的好转现象。于是再服上方一剂。

23日三诊,诉说22日又吐浓痰,性状同前,约70ml。现饮水基本正常,胸部有舒适感,自呼要吃东西,能下床略微行动。消瘦,面色苍白,有微汗,脉数,舌质红而无苔。处方为二:

方一:沙参10g,玉竹10g,麦冬12g,冬桑叶10g,扁豆10g,天花粉10g,金银花10g,连翘10g,山药10g,石斛10g,葛根10g。水煎服。

方二:党参10g,白术10g,茯苓10g,甘草3g,砂仁3g,广木香3g,半夏10g,当归6g,大枣4枚,山药12g,生姜2片,陈皮5g。水煎服。

上二方交替服用,数剂后症状消失,舌苔复生,一如往昔。

该患儿病起于外感,口渴大量饮水而不化,邪热炽盛则一方面灼伤肺胃津液,同时又煎水为痰,闭阻肺胃,津愈亏而热愈盛,口愈饮水则痰愈聚,所以用清肺胃之阴的沙参玉竹麦冬汤加化痰健胃之姜汁,和中辟浊之菖蒲,清化痰热之胆星,其效果著。

本例曾迭进辛寒、苦寒之剂无效,又用《千金方》苇茎汤亦无济于事,可见"寒之不寒,是无水也",不独肾家一门,于肺胃亦颇合适,实乃一普遍规律。在外邪和正气的斗争中,不仅要着眼于邪的方面,还要重视正的方面,一旦正的一方发生了失调,不调整正而只顾去邪是难以达到希望的效果! 在用常规对证的祛邪药物无效时,要注意分析正气的失调在哪里,这种观点在外感诸症中应给予充分的注意。

本例诸症减退即出现面色苍白等脾阳不足之象,可见思热饮是气乏借温力以行积水,而脾阳不足引起积水又为热邪煎液为痰造成了条件,这是本证产生的内在因素。故而病变后期舌红无苔,须伍以阳药,否则苔将无从生矣。正因顾及于此,所以患儿恢复较快,而且愈后既巩固又无后遗问题。

伍拾玖　腠理、玄府外调术

《素问·水热穴论》曰："所谓玄府者，汗空也。"马莳注释曰："汗孔虽细微，最为玄远，故曰玄。"《内经》中又将汗孔称为"气门""鬼门"。后世对玄府学说代有发展，认为全身管道，不论粗细都属于玄府、腠理，不能囿于汗孔也。生气通天，与天地相应，人以天地之气生，四时之法成，人通天地的管道就是腠理、玄府。故腠理、玄府通畅与否，关系到健康与疾病的相互转化，关系到养生寿老，要予以重视。由于皮肤是体与外环境相接触的界面，在这个界面上协调人体生命活动就十分方便有效。

玄府腠理的特征是孔道，故调理它就能通过感应而调理全身孔道。孔道的作用是流通体内外的各种营养的物质之气血津液和需要排泄出去的废物糟粕，通过升降出入维持生命存续。对腠理玄府的调理核心就是打开或关闭关窍，疏浚清理淤积和维修以保持管道质量，从而保证人体气机、气化、升降出入健康进行。我在临床上摸索出了一套理论上对腠理、玄府的指导和治疗方法，其本质上都是落实在通道和关窍这两个重点上。具体理法如下：

1. 梳皮法。分皮上和皮下施术两种，以下皆同此。皮上则在皮肤表面，用砭术器具梳子类、齿类梳理，梳理长度根据需要，可长可短。皮下梳法则用砭术器具梳子类、齿类按压皮上，使之滞于皮上，故只能短距离移动，作用于皮下腠理。总之用力轻微、灵动。

2. 刮皮法。用力重于梳皮又轻于刮痧，不能出痧、出血，只能发红或起小凸突。

3. 擦皮法。用砭术器具刷子类或砭术粗疏器具类（粗糙面石、布等之类材料），在表皮擦抹，使皮肤轻度充血发红。

4. 刺皮法。用砭术器具针类、齿类轻轻点刺皮肤，表皮上可起凸突小点但不能出血，针头不能锐利，根据情况选择针之粗细。

5. 划皮法。用砭术器具钝针、齿类轻划表皮，可起轻微划痕迹象。

6. 搔痒法。参考搔痒术。

7. 敲击法。

8. 拍打法。

9. 刷法。

10. 抹法。

11. 抚法。

12. 推法。

13. 摸法等。

工具：

1. 各种材料和大小的砭术器具梳子类。

2. 各种材料和大小的砭术器具耳挖类。

3. 各种材料和大小的砭术器具刷子类。

4. 各种材料和大小的砭术器具钝针类。

5. 各种材料和大小的砭术器具齿类。

6. 各种材料和大小的砭术粗疏器具类(粗糙面石、布等)。

7. 各种材料和大小的砭术器具槌子类。

8. 各种材料和大小的火罐。

9. 各种材料和大小的砭术器具尺子类等等。

注意事项：

1. 不能产生破皮、出血、起痧等损伤。

2. 施术不能深入到筋骨肉。

3. 施术要轻、慢、柔、浅。只有徐往徐来，静以久留，方能调到气通到神。

4. 施术时受术者能安静地、聚精会神地去体会感觉，则能增加效果。

适应范围：

一切气机气化升降出入的功能病变，一切物质流通的管道器质病变，皆可辅助治疗，并能防止这类病变发生，还能保养形器和功能。

郭贞卿腠理、玄府外调术，主要用于调整人体升降出入的气机不通畅，物质转化的气化乏力等功能活动异常，及气机气化所赖以进行的各种管道之器官形态实体病变。所以治疗范围较广，为主为辅实用价值较大，医生和患者都方便使用。无论养生、防治疾病，都有广阔用武之地。

功能性疾病取效较快，器质性病变再生修复过程较长，但临床上功能每与器质杂合在一起，所以要透过证候将疾病尽可能全面彻底予以调理。

养生和治疗慢性疾病，一定不要急于求成，这些都要从生活方式和生活习惯入手，而且身心的改变都还要有一个时间的过程，所以循序渐进、持之以恒、细心体悟，时常揣摩，就非常必要。

临床运用针灸推拿砭术刮痧火罐等,如果能在理论上清楚认识和把握到这一点,那么,就能使这些治疗方法大大扩展其治疗范围,大大提高治疗效果。

郭贞卿腠理、玄府外调术,对于患者、正常人、亚健康、中年人、老年人而言,在养生、防治疾病、消除疲劳、调理内脏肢体功能,甚至美容护肤等等方面,施术得当,都能产生有益效果,而且,这种疗法医生和常人都可操作施术,持之以恒,自能体会其中妙处。我自己长期自行此术,获益良多,故予介绍。

陆拾　天应针灸推拿术

　　中国传统哲学认为，自然界是天然统一、和谐有序的，人存在于天地之间，与自然是一个整体；同时，人身也是个小天地，是一个自组织系统。天应就是与天地自然界相应，天人相应既是中医的重要理论，又是中医临床的重要指导原则，舍此中医的各种术就难以达道而产生其疗效。

　　比如"化不可代，时不可违"是《内经》最主要的应天治疗思想之一，出自《素问·五常政大论》，其含义主要有两层，其一为天地有道，其二为阴阳五行有序。化，谓造化。造化之气不可以人力代之。生长收藏，各应四时之化，也非人力所能及。因此，不能违背万物自然生化的规律。王冰曰："由是观之，则物之生长收藏化，必待其时也。物之成败理乱，亦待其时也。物既有之，人亦宜然。或言力必可致，而能代造化、违四时者，妄也。"可以说，整体观念是"化不可代，时不可违"治疗思想产生的理论基础。

　　《素问·六微旨大论》云："亢则害，承乃制，制则生化，外列盛衰，害则败乱，生化大病。"张介宾注云："亢者，盛之极也。制者，因其极而抑之也。盖阴阳五行之道，亢极则乖，而强弱相残矣。故凡有偏盛，则必有偏衰，使强无所制，则强者愈强，弱者愈弱，而乖乱日甚。所以亢而过甚，则害乎所胜，而承其下者，必从而制之。此天地自然之妙，真有莫之使然而不得不然者。天下无常胜之理，亦无常屈之理。"

　　五行之间的生与克是五行间正常的相互资生、相互制约的关系，乘与侮是事物间关系反常的表现，制化与胜复是五行在相互关系发生紊乱时的自我调节。事物之间既相互依赖、相互资生，又相互制约，构成一个稳定的整体系统，形成动态的平衡。借此五行之间存在着的相互关系，可以解释自然界事物间各种复杂的变化现象，以此阐明无论人还是自然界均存在着一种自我调节的平衡系统，并且通过五行归类，可将人体的各种生命现象，与自然界众多的事物和现象相联系，来说明人与自然之间的整体联系。

　　人这一生命体存在于天地之间，之所以能生存于世、维持健康无病，也在于其体内有自然和谐的阴阳平衡之机。这种动态的自我和谐随时会受到邪气干扰，形成紊乱状态，此时自我调控之机就会发挥作用，重新恢复协调。但如果自我协调不及,就形成疾病,需要外来力量来干预。然而,一切要发挥其自身调节的内在作用,不能简单地以外力代替,所以各种治疗方法其作用主要是协调人体自身的生化功能,使其从失调无序的病态,转向有序协调的健康状态。这种外来力量的作用,必须是协助、促进机体本身协调能力的发挥。否则就会弄巧成拙,产生多种弊端。作用要点即在于调节,如失血之人西医直接定量补充所缺失的部分(全血、血浆、血小板等),中医不会直接补血,而是用补气、补血的药物如当归补血汤之类作用于人体化生气血的脏腑,使脏腑自身生血功能得以恢复或加强,从而补血。要经脉通畅、气血调和、无偏盛偏虚,就需要遵循四时阴阳的规律,顺应自然的生化过程,适时协调养护,这样才能真正调动人体自身的修复、防御能力,使病体重新恢复健康。

《素问·宝命全形论》云:"若夫法天则地,随应而动,和之者若响,随之者若影,道无鬼神,独来独往。"如果治疗时能够效法天地变化,则疗效能如响应声,如影随形,得心应手,取效如神。独来独往就是对针刺随心应手,取效如神的意思。《素问·阴阳应象大论》亦云:"故治不法天之纪,不用地之理,则灾害至矣。"调养身体若不取法自然规律,疾病就要发生了。纪,规律之意,如《灵枢·营卫生会》所说的人"与天地同纪"即是此意。《素问·阴阳应象大论》说:"阴阳者,天地之道也。"效法天地,即治病要取法于天地自然规律,这是贯穿《内经》治疗学的一个主导思想。

故《内经》将"化不可代,时不可违"作为论治的最主要思想。这种治疗思想为提高中医治疗水平、端正中医科研思路提供了理论基础。

中医学养生、预防、治病都应遵循"化不可代,时不可违"的原则。《素问·金匮真言论》提出不同季节各有其多发病,须针对性地加以预防,如"春善病鼽衄,仲夏善病胸胁,长夏善病洞泄寒中,秋善病风疟,冬善病痹厥"。故张介宾云:"凡造化之道,衰王各有不同,如木从春化,火从夏化,金从秋化,水从冬化,土从四季之化,以及五运六气各有所主,皆不可以相代也,故曰化不可代。人之藏气,亦必随时以为衰王,欲复藏气之亏,不因时气不可也,故曰时不可违。不违时者,如金水根于春夏,木火基于秋冬,藏气皆有化原,设不预为之地,则临时不易于复元,或邪气乘虚再至,虽有神手,无如之何矣。"

医生在治病时,尤其是治慢性病,更要明白"天人合一"的道理。就是要注意天,气候,节气,时辰;而神明,指的人体的状态。并根据天时的变化去调整人体的状态,治疗要与天气的变化相适应,避免出现违背天意的治病之法。

凡针刺之法,必须观察日月星辰盈亏消长及四时八正之气候变化,方可运用针刺方法。所以气候温和,日色晴朗时,则人的血液流行滑润,而卫气浮于表,血容易泻,气容易行;气候寒冷,天气阴霾,则人的血行也滞涩不畅,而卫气沉于里。月亮初生的时候,血气开始流利,卫气开始畅行;月正圆的时候,则人体血气充实,肌肉坚实;月黑无光的时候,肌肉减弱,经络空虚,卫气衰减,形体独居。所以要顺着天时而调血气。因此天气寒冷,不要针刺;天气温和,不要重推拿;月亮初生的时候,不可用泻法;月亮正圆的时候,不可用补法;月黑无光的时候,不要针刺。这就是所谓顺着天时而调治气血的法则。因天体运行有一定顺序,故月亮有盈亏盛虚,观察日影的长短,可以定四时八正之气。所以说:月牙初生时而泻,就会使内脏虚弱;月正圆时而补,使血气充溢于表,以致络脉中血液留滞,这叫作重实;月黑无光的时候用针刺,就会扰乱经气,叫作乱经。这样的治法必然引起阴阳相错,真气与邪气不分,使病变反而深入,致卫外的阳气虚竭,内守的阴气紊乱,淫邪就要发生了。不法天则地就胡乱针刺就会招致很多的害处。《内经》中这样的论述很多,这是因为中医非常强调天人相应。在治疗的过程中必须强调以人应天,才能取得好的效果。

我多年临床读书探索,总结出一套以人应天的天应针灸术,现简介于下。

1. 阴历上半月,月由缺逐渐增添至满月,因此对实证需要使用泻法者,可摸索着逐渐增加泻法的质和量。治疗虚证用补法,采用逐渐减少补法的质和量的方式。

2. 下半月月由圆逐渐增加缺少,治疗虚证用补法,也要摸索着逐渐增加补的质和量。治疗实证用泻法,采用逐渐减少泻法的质和量的方式。

3. 每天上半天 8~12 点,按 1 操作。下午 2~6 点按 2 操作。

4. "春夏养阳,秋冬养阴",语出《素问·四气调神大论》,高世栻注解:"圣人春夏养阳,使少阳之气生,太阳之气长;秋冬养阴,使太阴之气收,少阴之气藏。"是谓春夏养阳,以养阳之生长;秋冬养阴,以养阴之收藏。这种理论,在保健方面具有重要意义。所以春夏及上午,补督脉;秋冬及下午,补任脉。

5. 上午治病,调补阳经重于阴经,阳长阴生。下午治病,调补阴经重于阳经,阴生阳长。上午补阳,重于补阴。下午补阴,重于补阳。

6. 有胜气必有复气,是源于阴阳有自和的机制,"胜复",指五行学说中的胜气与复气。凡五行中一行亢盛之气,对"己所胜"的克制(即克我者),称为胜气;而对胜气进行报复之气,称为复气。所谓五行胜复,是指在五行系统中由于胜气出现,必然遭到其所不胜之气的报复压抑,从而使五行之间生克归复协调的动态过程。由于在这一过程中存在着复气之母受到胜气所害,而复气是其母之子又为母复仇将胜气压抑下去,因而又将五行胜复称为"子复母仇"。《素问·至真要大论》云:"夫所胜者,胜至已病,病已愠愠,而复已萌也。夫所复者,胜尽而起,得位而甚,胜有微甚,复有少多,胜和而和,胜虚而虚,天之常也。"实际上,胜复两气是一个首尾相接的变化状态,胜气的尽头就是复气,复气萌芽于胜气的尽头之处。胜气有轻有重,复气有多有少;胜气平和,复气也平和;胜气虚,复气也虚。这就是胜复两气变化的一般规律。临床上,利用顺应胜复之气的盛衰并与天时之气相结合去治病,就更是借势借力以防治疾病,自然事半功倍。

陆拾壹 读《灵枢·逆顺》
对治未病等的一些体会

黄帝问于伯高曰：余闻气有逆顺，脉有盛衰，刺有大约，可得闻乎？伯高曰：气之逆顺者，所以应天地阴阳四时五行也；脉之盛衰者，所以候血气之虚实有余不足；刺之大约者，必明知病之可刺，与其未可刺，与其已不可刺也。

黄帝曰：候之奈何？伯高曰：兵法曰无迎逢逢之气，无击堂堂之阵。刺法曰：无刺熇熇之热，无刺漉漉之汗，无刺浑浑之脉，无刺病与脉相逆者。

黄帝曰：候其可刺奈何？伯高曰：上工，刺其未生者也；其次，刺其未盛者也；其次，刺其已衰者也。下工，刺其方袭者也；与其形之盛者也；与其病之与脉相逆者也。故曰：方其盛也，勿敢毁伤，刺其已衰，事必大昌。故曰：上工治未病，不治已病，此之谓也。

本篇《逆顺》，主要论述的是气之逆顺的问题，气之逆顺，所以应天地阴阳四时五行也。夫天道四时之气，寒来暑往，暑往则寒来，升降出入于天地之外内者也。五脏者，生长化收藏之气，皆阴阳相贯，环转无端也。夫皮肤以应天，肌肉以应地，血脉应地之经水。气之逆顺，谓气之环转于经脉、皮肤之外内，交相逆顺而行，以应天地阴阳四时五行之气。是以下工刺其方袭者，谓病之方袭于脉中也；与其形之盛者，谓病之盛于皮腠，而为熇熇之热、漉漉之汗也；与其病之与脉相逆者，谓病邪始入于脉也。盖脉气之出于皮肤，从经而脉，脉而络，络而孙，孙络绝而后出于气街。邪之入于经脉，去皮肤而入于络，去络而入于经，是以病与脉之相逆也。夫邪去络入于经者，如涌波之起，时来时去，无有常在，其病气已衰，则顺脉而行矣。故曰刺其已衰，事必大昌。本篇重在知人气之逆顺，应天地四时五行，则知邪病之盛衰出入也。

我读此篇结合临床，有很多体会，这里只讲四点：①更坚定我天地人食、精气神形，八大要点的研究。②更加体会到兵法即医法的内在深刻联系。由《孙子兵法·兵势》凡战者，以正合，以奇胜。领悟到要想以小博大，以少胜多，获得更大疗效，必须在奇上下功夫。③疾病也有一个生长壮衰已的自然过程，在其生和衰时是下手的最好时机。在邪气鼎盛阶段，不要硬碰硬，以免两败俱伤。④脉象是判断和指导用针的罗盘。

《灵枢·逆顺》："黄帝曰：候其可刺奈何？伯高曰：上工，刺其未生者也；其次，刺其未盛者也；其次，刺其已衰者也。下工，刺其方袭者也；与其形之盛者也；与其病之与脉相逆者也。故曰：方其盛也，勿敢毁伤，刺其已衰，事必大昌。故曰：上工治未病，不治已病，此之谓也。"通过长期反复的临床实践的感悟，我对"方其盛也，勿敢毁伤，刺其已衰，事必大昌。故曰：上工治未病，不治已病，此之谓也"经文中的上工治未病，不治已病，还悟出了一些东西。所谓治未病，其中应该包括一种对已经患病而且病所在部位"方其盛也"的情况下，不应该消极去等待已衰才去刺，这时在已病的部位施术，难免雪上加霜，但消极等待其衰也有很多弊端，治疗应选与之有相关联系的未病部位，进行施术，这也是上工治未病，不治已病的重要内涵之一。据此，我临床治病，总不在邪气、病势旺盛之处下手，总是找其薄弱之处动手，在与之有内在联系而又没有患病处，或患病处的周围未病之处下手，每能促使其病态由壮渐衰。人是一个整体，各局部之间有千丝万缕的相互作用联系，在与之有关联处作恰当的刺激，就会通过整体、局部间的种种联系，发挥阴阳自和的作用，使"方其盛也"的病变转化为未盛甚至已衰状态，从而出现"刺其已衰，事必大昌"的结果。此时局势就正如《曹刿论战》中"夫战，勇气也。一鼓作气，再而衰，三而竭"，待其竭时，既机会到矣，也不硬战，取其风声鹤唳、十面埋伏之势，而达四两拨千斤之目的。另外还能取到围魏救赵的效果，以极小的代价取得极大的收获。

在未病而有关联之处下手，就能使病变的局部态势，发生有利愈病方向的改变，故曰："上工治未病，不治已病，此之谓也。"

陆拾贰　搔痒术述要——搔痒亦可起大症

我家世代业医。崇尚内外合治综合疗法,我所创用之郭贞卿搔痒术为外治诸法之一种。

此术根据具体疗法有时单用,有时综合,有时为主,有时为辅,有时用于治疗的某一阶段,有时又用于整个过程。根据我的多年运用体会到只要此术用之适当,对沉疴顽症颇能起到四两拨千斤之功效。因古今文献记载和临床运用均不多见,故不端浅陋简述概要。供海内外有兴趣者玩味。

工具:常用搔痒砭术工具有两种。一种为长、短三角形,用薄砭石板或铜板等制成;另一种为各种齿类,用砭石齿或金属齿等制成。每个不同的齿型,可用于不同部位或欲达到不同刺激而设。

施术手法:手持砭术工具,用角或齿轻柔地在施术部位体表,运用上下、左右、直线、波动、画圈、往返等运动形式,以便受术者产生一种痒而舒畅的感觉。至于用力的轻重以受术者能产生最大痒感为宜,一般用力大或需要钝性刺激者可用长三角形或钝齿砭术工具,用力小或需用锐性刺激者则用短三角形或尖齿砭术工具。施术时切忌用力粗暴,以免划破皮肤,造成损伤。施术用力大致可为三类,一是轻度,皮肤无任何痕迹;二是中度,皮肤出现微红或有划痕;三是重度,皮肤潮红发热,其划痕甚时可有隆起,但不能破皮。

施术要领:在体表施术要能搔出治疗量的痒感来,其要点是:动作要轻快,刺激要突然,变化要莫测,施术要迅速,划线不宜太长,施术不宜太久,否则痒感就会减弱,甚至不痒。另外,搔痒要善于把握时机,一鼓作气,使受术者产生较大的,难以言状的痒感,使之肌肉跳动,毛发直立,然后戛然而止,停一会儿再搔。一般两次左右即可,其效便着,反之会影响疗效。

功效:人被搔痒,面红耳赤,浑身会产生一种难以言传的欣快感。痒甚还会感到面红耳赤,心跳血涌,毛发直立等。因此,它有疏肝,消肿,行血,畅气,通经,活络之功效。一般规律是轻搔兴奋,重搔镇静抑制。

常用部位及功用大致如下:

后项上背:散风、解痉、止痛、醒脑、提神,可用于外感表症以及多种脑病。

肋胁:疏肝理气、解郁、行气化痰、活血化瘀。

胸背：调肺气、化痰止咳、疏风散寒。

腰骶：补肾强腰脊。

少腹：调经止痛、治疝。

头部：健脑、调神、通调百脉。

手足心：醒神益智。

腋窝髂窝：调肺、膀胱、生殖机能。

肘窝：强腰膝、腰腹，疏肝肾之气。

搔痒术用于临床，可根据具体情况或为主要或为辅助手法，下面举几例医案以说明其运用：

1. 半身不遂 用搔痒术治疗半身不遂，重点在三处：一是头项部，二是手足心，三是不遂之手足关节附近。首搔手足心使患者有明显的瘙痒感，若无可先搔健侧再搔患侧。其次搔患侧手足关节附近，是肌肉有收缩反应为佳。最后搔头部，患者感到舒适且欲入睡状态最好。搔时环境安静，搔后适当休息。

余某，女，65岁，农民。患脑溢血后半身不遂已两年，不能翻身，左手、足不能动弹，肌力为零度，手指肘关节、足趾关节、下肢关节略变形，只能靠椅背半卧式坐片刻。并有时呕吐泡沫，吐时伴昏迷，注射盐酸甲氧氯普胺注射液后4~6小时后才能有所缓解。针刺时发作更频。以搔痒法，内服中药，两个月后，呕吐昏迷未发，上肢肩关节能摆动，下肢平躺能屈膝，动踝，肌力增加到4级。能下床行走，能弃杖行走，能坐数小时。

杨某，男，56岁，患脑出血一周，经抢救后苏醒四天，左半身不遂，上肢下肢肌力达到1级，只见肌肉抽动而不能关节活动，经治疗一次后手足就能屈伸，三天后扶杖行走，一周后便弃杖，能自行上下楼梯。

2. 痿证 痿证搔痒重点部位有：一是督脉，二是足太阳背部经脉，三是手足心，四是痿软四肢肢体阳经部位，搔时除手足可略重外，余皆以轻搔为主。

何某，男，64岁，退休工人。突然发病四肢痿软无力，行走困难已一周。用搔痒法配合虎潜丸五天后即恢复原状。嘱服虎潜丸一月以善后。

袁某，女，36岁，农民。先觉手足无力，日见加重，七天后达到高峰，四肢不能动弹，手指足趾不能伸屈，不能翻身，口干苦，舌红苔薄黄微腻，食欲正常，大小便正常，拟诊为多发性神经炎，膝、肘反射消失。以搔痒法配合针刺大椎等穴，再内服中药金刚丸。一月余痊愈如初。

此外,用搔痒术配合药物或其他疗法治疗失眠、脑血管硬化的头昏晕眩,月经不调,遗精、血管神经性头痛等症,均有一定的辅助效果。此术既可在医院施术,也可在家施术,对慢性疾病的家庭辅助治疗亦每多方便之处。值得进一步研究。

陆拾叁　对应带感应取穴法(郭贞卿带穴)

　　我继承家学,主张内外合治,其外治诸如砭术、针灸、推拿、点穴、贴敷、放血、挑刺、发疱等法,都常以带穴理论为依据。这种理论虽源于传统经络学说,却又与之有许多不同之处,其中机理传统理论亦难予以解释,但证之临床,疗效确切可靠,颇有理性的指导意义。为进一步发掘其价值,升华其理论,能更有效地指导临床,今录其扼要,与有兴趣者共同探索之。

　　带穴理论的产生:砭术、针灸、推拿等外治法在临床上有许多有效选穴方法都难以用传统理论圆满予以说明。如四肢病变常可通过腹部穴位而治愈;头部和神志疾病,多取四肢末端穴位而取效迅速;同经穴位,却每每治疗它经病变,即使隔很近的同经穴位,其穴性都大相径庭……这类现象很多,其中本质机理很值得玩味。我家基于临床疗效,带着这些问题研究中医基础理论,其中经络学说的根结、标本、本输、根溜注入、气街等理论,对我家启发最大,并由此而产生了带穴的理性认识。

　　《灵枢·经脉》和《灵枢·营气》等均论及十二经脉的运行顺序,《灵枢·逆顺》概括这种顺序为"脉之逆顺",规律为"手之三阴,从脏走手;手之三阳,从手走头;足之三阳,从头走足;足之三阴,从足走腹"。很显然,这里的走向,走有顺逆之分的,而五输穴的排列却不分顺逆,正如《灵枢·九针十二原》所谓"所出为井,所溜为荥,所注为俞,所行为经,所入为合",无论阴经阳经,其排列均起于四肢末端,一律由小到大,由浅入深。本输为十二经脉的特定要穴,其临床应用极为广泛,效果也比较显著,历代医家之所以十分重视它,就是因为它们不仅治疗局部的病变,更能调治其他部位和脏腑的病变。子午流注和灵龟八法,所用的穴位也都是分布在四肢肘膝以下,其收效显著为古今不少医家所乐于运用。这提示我们:四肢里显然存在着一个调理人体的有序穴位分布键。

　　再就六经标本、根结而言,其本和根均在手足,而标和结,却在头和躯干的气街。值得注意的是,标本、根结,不是指某些穴位,而是指某一部位。所以古今文献对标本、根结、气街等理论,主要是阐明经气的通贯、集中与弥散的影响,它强调了四肢与头、躯干、内脏之间存在着深刻的内在联系,相互发生深刻的影响。《灵枢·卫气》云:"请言气街,胸气有街,腹气有街,头气有街,胫气有街……气在胫者,止之于气街,与承山踝上以下"。由此可见,部位的作用并不亚于穴位的作用,而下肢的部位似不局限于膝以上,而可上溯到气冲穴处。以此及手,似亦不必局限于肘以下,也可上行到极泉穴处。

人体的某些部位是可以相互发生影响的,结合历代前贤的经验和我家的临床体会,对这种认识更是日益加深。"头项寻列缺,面口合谷收"(《四总穴歌》),"头面之疾针至阴,腿脚有疾风府寻……顶心头痛眼不开,涌泉下针定安泰;鹤膝肿劳难移步,尺泽能舒筋骨疼,更有一穴曲池妙,根寻源流可调停"(《肘后歌》)。"肩背患,责肘前之三里"(《通玄指要赋》),"通里治心惊"(《玉龙赋》),"胁肋痛取外关透内关"(《医学纲目》)。其他如《千金方》取神庭治四肢瘫;《外台秘要》取浮白治腿足痿软;《甲乙经》针地仓治手足痿弱;《扁鹊心书》四肢瘫痪,遍身剧痛,灸取肾俞;两手顽麻,灸取五脏背俞穴。诸如此类经验,都告诉我们四肢与头颅、颈项、躯干之间存在着相互影响的深刻内涵。

我总结这些理论和经验,认为四肢实际上是人体头颅、颈项、胸背、腰骶腹的大致缩影,它们之间能通过刺激而相互发生影响。这就是郭贞卿带穴的基本要素。理论上,它能解释古今许多经验穴性的功用,临床上又具有较好的理性指导意义。

一、郭贞卿带穴图谱

见图4。

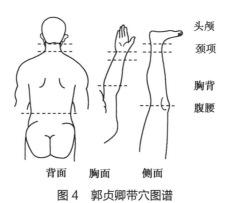

图4 郭贞卿带穴图谱

说明:

1. 图谱中虽无手足各部位的名称,实际上相同名称的部位均可相互调治,所以虽不言手足,而手足实已包含其中。

2. 各部位均为一个环周轮状带,在这个部位带中,包含各自相应的部位及器官,比如:头颅,除包括头、眼、耳、目、鼻、口、牙、脑等头部部位及器官外,还包括手指、手掌、足趾、足掌等手足部位及组织。颈项、胸背、腰腹均可以此类推。

3. 所有经穴、奇穴、经验穴,在各部位带内,均有治疗相对应部位、器官、组织病变之作用。

二、带穴应用

带穴的应用比较简单,概括其使用方法如下:

1. 人体某部位或器官有病变,可在其相对应无病变的部位去找寻反应点,找到反应点后即可对反应点进行治疗。

2. 除在相对应无病变部位的反应点进行治疗外,还必须在病变处找寻敏感反应点进行治疗。

3. 选择反应点不宜多,以最明显处取之,最好一二点,多了反而疗效不佳。

4. 施治方法,可根据疾病需要,针灸、放血、挑刺、按摩等等均可。

这里着重说一下选择反应点的问题。所谓反应点就是于体表出现的自发痛、压痛、皮下组织强度发生变化或其他现象。古今中外对反应点都十分重视,古之阿是穴即是反应点之运用。在相应的部位带上仔细用力均匀地按压、触摸,找寻反应点,所找到的反应点就是带穴。即部位带中之穴位也,对带穴进行按压产生得气反应后,病变部位的症状即感减轻时,取穴就表示准确,反之不准,可再找寻之。必须注意的是,一定要"立竿见影",否则取穴不准。

根据某部位或器官有病变,可在相应部位找到反应点进行治疗的这一现象,可以反推得之:某一部位有反应点,则表明相应部位或器官有病变。故郭贞卿带穴可用于诊断。关于诊断问题当另立专文讨论,此处从略。

《素问·五常政大论》云"气反者,病在上取之下;病在下取之上;病在中,傍取之",张景岳解释道:"气反者,本在此而标在彼也,其病既反,其治宜反。"郭贞卿带穴诊断、治疗的原则,除此之外,尚须加上:左病取右,右病取左,前病取后,后病取前,方才全面。

带穴上冠以我的名字,非以自耀,乃一家之言,终难全面之谓也。

总之,郭贞卿带穴的特点大致是:重经络,更重部位带;重穴位,更重反应点;取穴既重病变部位,更重相应部位。以此指导临床,有取穴少,见效快的优点,凡针灸、推拿能治之疾病,均可运用郭贞卿带穴理论。

由于以上为简介,故各细节的探索及体会均从略。

三、临床病案举隅

1. 偏瘫(砭术、按摩)　李某,男,45岁,工人,家住魏城区农机厂。因中风,左侧偏瘫4周而入砭术康复专科住院治疗。病初求治于绵阳市中心医院,诊断为蛛网膜下腔出血,经治疗23天,至病情稳定,神志清楚,劝其回家服中药,入我科时神清合作,营养良好,心肺无异常,体温37℃,血压130/100mmHg,左侧肢体瘫痪,无肌肉萎缩,触痛温觉存在,腱反射亢进,巴宾斯基征弱阳性,左上肢肌力0级,左下肢肌力1级。

治疗:在头部、手、足部用砭术工具找寻反应点,进行轻柔按摩,每日上午头手,下午头足,7天后即能下床行走,后痊愈出院。

2. 肥大性脊柱炎(砭术、针刺)　魏某,女,43岁,务农,家住大兴元宝村三组。

腰痛4个月,痛时伴酸胀感,痛处固定,痛处拒按,腰不能弯曲、转侧,曾多方求治而无效,来我科住院治疗。入院时,患者表情痛苦,神清合作,面容消瘦,体温36.6℃,血压100/60mmHg,心肺无异常,腹软,肝脾不肿大,右下腹明显深压痛,无肌卫及反跳痛,腰骶脊柱两旁明显压痛。经摄片证实:肥大性脊柱炎。

治疗:在手足和腰腹部用砭术工具各找一敏感点针刺,留针1小时,15天基本控制疼痛,活动自如,后疼痛处完全缓解出院。

3. 脑震荡后遗症(砭术、针灸、理疗合用)　冉某,男,51岁,务农。一年半前因头部外伤,求治于县人民医院,诊断为脑震荡,病初头剧痛,经口服西药治疗疼痛缓解,近半年多仍感头隐痛,头昏,失眠,记忆力减退。经作脑血流图检查,诊断为:脑血管痉挛,弹性减低。

治疗:左右手交替用砭术工具找寻反应点,每日一针留针1小时,头部用红外线灯照20分钟。5次后则痊愈。

4. 面瘫(砭术、针刺配合贴敷)　熊某,女,53岁,梓潼县政协干部。因左侧面瘫,曾求治于汉江医院、县骨伤科医院,经针灸、理疗、打针、服中西药治疗无明显疗效,故前来我科求治,患者面瘫已3个月,来时口眼歪斜,左眼不能闭合,流泪,左侧额纹消失,不能皱眉,进食时左侧齿颊之间有食物停滞,左侧口角下坠,流涎。

治疗:左右手交替用砭术工具寻找敏感点,每次一针,隔日1次,局部贴敷牵正散,经治疗10次基本痊愈。

陆拾肆　砭术疗法

一、砭术疗法的产生及特点

1. 砭术疗法的产生　中医治病,有很多种方法,归纳起来不外外治与内治两大类,更细分一层还有药治与非药治。我国古代有一种被称为砭石疗法的,就是外治法中非药物治疗的一种。

砭石疗法是古人用石料磨制成合适的医疗工具,借以破痈刺肿,按揞体表缓解痛楚的外治方法。后来随着金属针具的出现及发展,针法逐渐代替和发展了砭刺的作用,而砭石的另一部分作用逐渐为推拿所取代,再由于一些其他原因,砭石疗法便渐渐消亡,弃用了。

历史上记载过一则战国时期名医扁鹊,在虢国救治太子的故事,是采用综合疗法成功地抢救了太子,其中砭石之功不可埋没。

我家临证治病,每喜砭术针灸推拿食药合用,并为此积累了不少经验体会。我们通过祖辈传承的砭术实践以摸索,随着时间的流逝,创新了多种材料加工成各类器具,新的木制器具和橡胶临床更为适宜有效,我们将所制之器具取名为"郭贞卿砭器"(见图5、图6)。之所以取名为砭器,一是因受古人砭石之启发而制作多种材质器具,二是与古人砭石一样。

2. 郭贞卿砭术疗法的特点　根据家族的长期临床体会,结合自己理解的古今针刺、推拿经验与理论加以融会贯通,逐渐形成了一种具有一定特色,而又行之有效的治疗方法——砭术疗法。这种疗法在治疗防病、保健、康复中都能显示出它特有的优越性。因是一家之言,故以己名以冠之曰:郭贞卿砭术疗法。

(1)自成系统:郭贞卿砭术疗法是按摩疗法与针刺疗法所不能代替的。几种疗法相互之间虽能互补,相得益彰,但郭贞卿砭术疗法的优点是独成体系。郭贞卿砭术疗法有平衡阴阳,调整脏腑,扶正祛邪,增强体质,活血散瘀,舒畅经络,通利关节,强筋壮骨,镇静止痛,消除疲劳,保健康复,调神养生的作用。所以在防病治病、保健康复中必将愈来愈显示其独特的优越性。

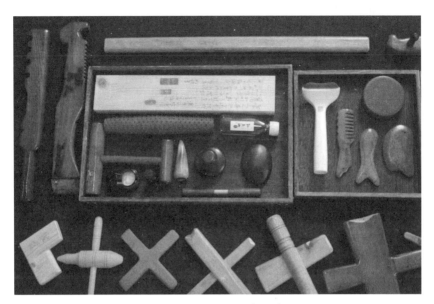

图5　郭贞卿砭器(部分)

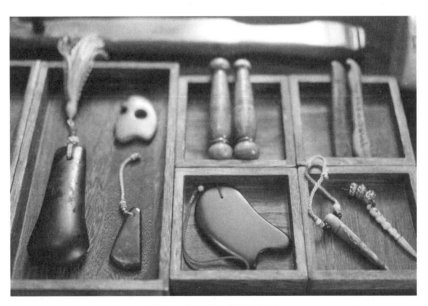

图6　郭贞卿砭器(部分)

(2)工具完善:除本书所介绍常用的十字架、槌、棒、蛋、滚筒、梳式等砭木之外,尚有刀砭木、曲尺砭木、柏砭木、夹砭木、鼓砭木、骨砭木等,还有多种材料的各类器具,各具形态,各有功用。这比历代所用之推拿器械完善得多。

（3）方法特殊：一般使用木具器械多为节约推拿按摩者体力消耗而论，很少在治法、治则上别成体系者。郭贞卿砭术疗法在指针、拍打、推拿等常用推、摩、擦、按、压、拨等手法上归纳出疏皮、震肉、剔筋、点穴、通经、分区施治等治则，并由此而衍化出若干治法，从而使单独减轻劳动力之器械，变为独具一格的治疗方法。

（4）范围广泛：郭贞卿砭术疗法不仅在防病治病上有其广泛的使用范围与价值，而且在保健康复上亦有广阔的前景。砭术能让患者、残疾人、老年人以及康复者自己操作施术，也可一家人相互施术，在施术的基础上，通过进一步的实践，初步成形了保健、运动、医疗砭术的理法与套装工具，达到其使用方便，疗效显著，便于推广，颇受欢迎的目的。

二、郭贞卿砭术疗法的功用与宜忌

1. 木、石、竹、骨、玉、金属等砭术器具的种类　十字架式（圆十字架、方十字架）：其操作方法较多，可用于推、摩、擦、按、梳、拨等法。

槌式、棒式：主要用于击法，视施术部位不同而选用之。

蛋式：主要用于摩、擦、滚等法。

滚筒式：主要用于压、擦、滚法。

梳式：主要用于剔、擦、刮、梳等法。

斧式：主要用于叩、击、剁、拍等法。

2. 郭贞卿砭术疗法的功用　砭术器具，比用医者肢体刺激强度大，力量深透，疗效好。运用疏皮、震肉、剔筋、点穴、通经五种基本治法，就能广泛影响人体的各种系统。

能改善皮肤呼吸，使皮温增高，软化瘢痕，增强皮肤光泽及其弹性，增强机体的防卫功能。

对神经系统，能使痛阈增高，痛点转移，消除疲劳，调节神经功能。

对消化系统，能调整肠胃功能活动，增强消化吸收能力，并对肠胃消化液之分泌有明显影响。

对体液代谢，能显著地影响血液的再分布，调节内分泌机能，调节体液，有很好的活血消肿作用。

对人体运动系统，能增强肌肉、肌腱、韧带的张力与弹性，能剥离关节粘连、加大关节范围、矫正畸形、解除肌肉痉挛和神经压迫、防治肌肉萎缩、强壮筋骨。此外,通过经穴的作用,能激发人体内部各器官之间矛盾的转化,使阴阳平衡,人体康复。

总之,郭贞卿砭术疗法是一种全身的综合性的治疗方法,它通过对人体神经、精神、气血、经穴、皮肉、筋骨等作用,对人体各系统产生广泛的影响。因此,它既能治疗外感疾病,又能治疗肢体关节经络病变,还能调节内脏气血阴阳失调,治疗内伤杂病。简言之,砭术疗法具备防病强身、祛病康复、养生延年的作用。

3. 郭贞卿砭术疗法的禁忌证 临床实践证明,砭术治病,范围广,效果显著。但是,应用不当,也会产生某些相反的结果。因此,明确认识和严格掌握砭术的禁忌证,是十分必要的。

下述病证或部位禁施郭贞卿砭术:

(1)皮肤病(病灶区)。

(2)各种恶性肿瘤的局部。

(3)脓肿。

(4)开放性创伤。

(5)新伤骨折、新伤关节脱位。

(6)胃、十二指肠急性穿孔。

(7)各种烫、火伤的患部。

(8)极度疲劳、过度饱食、酒醉者。

(9)孕妇腹部、腰骶部。

(10)急性传染病。

4. 施术者注意事项

(1)患者的皮肤应保持清洁卫生。皮肤如有擦伤和裂痕时,在没有采取适当的处理和保护之前,一般不进行施术。

(2)为取得良好的诊治效果,医生和患者所采取的体位和姿势很重要,根据施术的环境、部位和手法的不同,医患之间的位置、高低、远近都须相适应。患者的体位应力求舒服,肌肉要充分放松,精神不要紧张。

(3)饭前后一小时内和酒醉后不宜接受砭术治疗。

(4)施术做完第一次后,施术部位一般均有酸痛不适感觉,第二次施术后局部酸痛减轻,第三次后酸痛消失,会感到舒适轻松。因此,患者于第一次施术后切不可因有不适感而中止治疗。

(5)患者接受治疗后,要在室内稍稍休息或轻微活动后,再走出诊疗室。

三、郭贞卿砭术施术时间、次数、强度、介质和要素

郭贞卿砭术施术的时间、次数、强度以及施术的介质和要素,均能直接影响疗效的好坏。因此,应该针对男、女、老、幼以及个人的具体生理情况,按照不同的病种和不同的病期特点分别予以制定。

1. 施术时间　每次施术所需的时间,很难作一个统一的规定。初学者,尤其感到难以掌握。它随所患病种、施术部位、患者体质之不同,而有明显的差异。一般而言,如对某一点,施术 2~5 分钟即可;如对某一部位施术,10~15 分钟即可;倘若面积较大者,所花时间,必须增加。全身施术,所需时间就更长。

2. 施术次数　通常每日或隔日一次即可,有时也可以增加一次,但没有必要增加更多的次数。次数过多,反而欲速不达,甚至诛伐无辜,造成损伤,增加不必要的痛苦。

3. 施术强度　强度可由两个方面来体现,一是施术手法的轻重,一是施术的时间与次数。这两方面必须综合起来,才能体现施术的强弱。比如,施术手法虽重,但时间短,次数少,其强度亦不大。同理,手法用力虽弱,但随着施术时间延长和次数增多,强度亦可增加。

由于施术的时间、次数和强度很难用一个统一的数字标准去概括一切病人,因此,必须强调灵活、恰当地制定具体原则。而灵活、恰当这一类词的含义又往往流于模糊,使人难以把握。我在创立砭术时亦随之确立了一种比较易于把握的尺度:施术的时间、次数和强度以病人感到舒适、症状明显消减为度,但这种舒适和消减一旦达到高潮时,就必须及时停止施术,要留有一定的"差一点"的遗憾感觉。

4. 施术介质　为了减少砭术施术时的阻力,避免皮肤擦伤和增强疗效,在施术时可选用适当的润滑剂。现将常用、易备的几种润滑剂介绍如下。

(1)夏天常用介质

水剂:一般可用洁净的冷水,在发热时可用温热水。

粉剂:用滑石粉或爽身粉,用之有吸水、清凉、增加皮肤润滑的作用。

薄荷水:取少量薄荷,用开水浸泡后放冷去渣,夏天用之有清凉解表止痛作用。

鸡蛋清:应用于小儿,有清凉去热消食作用。

（2）冬天常用介质

姜汁：把生姜捣烂，去渣取汁，小儿施术时多用之，可温经散寒解表。

葱汁：取葱白切碎，捣烂去渣取汁，小儿施术时多用之，可通阳散寒解表。

葱姜汁酒：葱姜汁合用，加温水调成葱姜水，再加入适量酒精，或鲜姜葱等量，加入 75% 酒精内，两周后即可使用。

药酒：用单纯烧酒或药酒，可通经散寒、活血止痛，常用于风寒、风湿等邪气所致疾病。

（3）四季通用介质

香油：可清热祛风、活血止痛。

传导油：由冬青油、甘油、松节油、酒精、蒸馏水配合而成，有消肿止痛、祛风散寒的作用。

采用以上润滑剂时，除应辨证论治、随证选用外，还需考虑到季节因素，酌情使用。

另外，临床上也可以针对疾病实施辨证论治，制定有效的外用相关介质。

5. 施术要素 砭术器具作用于人体，与手施术相比较其阳刚之性更胜一筹，因此必须强调刚柔相济，以柔达刚。砭术实施过程中的四大要素是：力、协、柔、透。"力"是指砭术手法要善于驾驭的力度。"协"即协调，指手法动作的节奏性和用力的平稳性，忌忽快忽慢，忽轻忽重。"柔"乃柔和之意，此非软弱无力，乃轻而不浮，重而不滞之谓，其反向就是滞劲蛮力或突发暴力。"透"指深透，手法不能深透入里，就难以发挥其应用作用。

总之，郭贞卿砭术手法要重视技巧，技巧的核心无非刚柔相济，以柔达刚，要体现这点必须巧妙组合力、协、柔、透四大要素。

四、郭贞卿砭术疗法的临床运用

1. 基本治则 砭术治病，是在中医辨证论治理论指导下，通过一定的穴位和部位施以一定手法而实现的。现将临床常用砭术的几种基本治则介绍于下。

（1）取穴施术：砭术取穴，实质上是在穴区部位施术。取穴施术规律与针刺大体一致。

辨证循经取穴：辨证属于何经病变，取何经之穴以治之。

首尾循经取穴：即病在经脉的起端穴，治其止端穴。反之，病在止端，治其起端。此法治经脉首尾穴局部疼痛、麻痹有效，对疔毒尤佳。

两端循经取穴：确诊为某一经病后，即采取某经的起止两端穴位，由两人持砭木共同施术，同施同止。对一些以疼痛为主的疾病如痛痹、胃痛以及运动障碍导致走路、举臂受限等，颇为有效。

远端循经取穴：取手三阴经的起穴和手三阳经止穴，也不必拘泥首尾穴，首尾穴附近的穴也一样有效（或首穴或尾穴，随其循行走向而定），此法对手指疾病其效甚佳。

表里循经取穴：阴经与阳经表里相贯，表里配用能增强穴位的协调作用。此法还包括表病治里取里穴，里病治表取表穴，但须以辨证取穴为原则。主治内脏疾病。

主客原络配穴：某经病证，取其本经的原穴为主，配用其表里经的络穴为辅，以原为主，络为客，故谓主客原络配穴法。

募穴循经配穴：治疗久病，除循经取穴外，必须配以募穴，方能提高疗效。

郄穴循经配穴：久病用募穴，新病用郄穴，是针灸、砭术治疗配穴原则。

五行生克取穴：虚则补其母，实则泻其子，既可体现在一经，亦可体现在多经。

（2）痛点施术：痛点施术的要点就是以痛为腧。针灸、推拿的长期临床实践证明，"以痛为腧"的治疗原则是行之有效的。在砭术疗法中依然有效，并且是砭术施术的原则之一。

无论各科疾病，均可在痛点上施术以协调阴阳气血，具体施术有两种情况：①保持疼痛的体位，在痛点上施术，起初手法宜轻柔，随着痛减，逐渐加力，亦可分为多次施术。一定要注意避免用力过大，以病人能忍受为宜。②找准痛点后，加以标记，然后变换体位至不痛时再施术，此种情况，一定要找准痛点，切不可为受牵拉所致之疼痛所左右，否则收效甚差，反之，不仅收效快，而且病人痛苦小，乐于接受。

在痛点施术过程中，常出现痛点转移的现象（施术不当造成新的创伤亦可出现）。痛点转移的现象在以痉挛为主的疾患中，表现最为突出。这是因为在各种因素作用下，肌肉、韧带在不同部位的痉挛程度不同，造成疼痛的程度也就不同，当最痛点解除后，稍次的痛点就成为最痛点，于是就产生了转移，但这种移动是越动越轻，最终消失。在以保护膜形成为主的疾患中，随着痛点的保护膜被破坏，有时也会产生痛点转移现象，这种移动主要是由于病灶外组织长期保持一定的被动体位，产生保护性痉挛所致。

痛点施术后有两种截然相反的善后措施：①以痉挛为主的疾患痛点施术

后,要进行适当固定,嘱患者减少局部活动。②对于保护膜形成为主者,痛点施术后,不仅不予固定,往往还要鼓励患者作必要、适当的活动,以加速保护膜的进一步破坏,以收到更佳效果。

(3)紧点施术:伤科疾病会在损伤部位出现肌肉紧硬现象,这种紧常与痛同时出现。新伤时是由受损软组织发生疼痛信号,通过神经的反射作用,使有关组织处于警觉状态,肌肉的收缩紧张直至痉挛,造成"紧";陈伤则因损伤组织由于不同程度的无菌性炎症反应,逐渐形成炎性粘连、炎性纤维组织增生、变性、挛缩,加重疼痛,造成"紧"。这是病变部位的紧。另外,伤科疾病又常在相对应的部位出现紧的现象,近年来,有人用补偿调节论来加以解释,认为一旦肌肉痉挛,可引起对侧肌肉的相应变化,称为对应补偿调节。如左侧腰肌紧张,引起右侧腰肌的补偿调节;而腰背肌紧张,又可引起腹肌的补偿调节,这称作系列调节。对应调节和系列调节所产生的肌肉紧张痉挛,同样又可引起软组织的损伤反应。临床不难见到一侧腰痛日久而引起对侧腰痛,再引起背痛或腹痛、臀部痛的病例。

内、妇、儿科疾病,亦常在体表一定区域产生痛觉和出现肌紧张的现象,这种现象可出现在病变内脏邻近的体表,也可发生在与内脏相隔较远的体表。

在砭术施术的临床实践中,我们体会到对伤科紧点施以适当的手法可以使肌肉间的力学平衡得以恢复或改善,从而使疼痛减轻或消失并能有助于松解粘连,消除炎症,改善局部营养供应,促进新陈代谢,增大肌肉的伸展性,从根本上解决问题。对内、妇、儿科病人紧点施术,能协调阴阳、流畅气血、疏通经络,达到缓解或消除疾病之目的。紧点施治时所选用的穴位,即阿是穴。

紧点施术的要点是:①施术的紧点有酸麻胀等感觉,能传导更佳;②施术的紧点松弛为定量标准;③施术后一定要使用镇定手法以和缓局部刺激,并槌击周围组织,使之协调。

(4)交叉对应点施术:利用经脉左右相同,前后呼应,互相制约互相调节的特点,根据古人巨刺、缪刺等法演变为砭术交叉对应点施术的方法。交叉对应点施术法,主要适用于扭挫伤、外伤、腱鞘炎、劳损、风湿性肌炎、风湿性关节炎、神经炎等多种以局限性疼痛为主症的肢体疾患,其效甚良。

部位交叉:肩对髋,肘对膝,腕对踝,指对趾,头对少腹和尾椎。其痛处只有很小一块,找准痛点,画上记号,在交叉对应相同部位施术,按虚实而使用补泻手法,以痛点消失为度。

左右交叉:可以使用各种取穴方法,选定穴位后,左病取右,右病取左,在健侧同名穴位上施术。

前后交叉：凡痛必有一中心痛点，寻找好后在前后位置对应处施术，对应得越准，效果越好。

手足同名经上下交叉：手经取足经，上取下，下取上。具体取穴，举例如下。

1）手太阴与足太阴：少商-隐白；鱼际-太白；太渊-商丘；列缺-三阴交；尺泽-阴陵泉。

2）手阳明与足阳明：商阳-厉兑；合谷-陷谷；阳溪-解溪；手三里-足三里；曲池-犊鼻；肘髎-梁丘；臂臑-伏兔；肩髃-髀关。

3）手少阴与足少阴：少府-然谷；神门-照海；通里-太溪；少海-阴谷。

4）手太阳与足太阳：少泽-至阴；前谷-通谷；后溪-束骨；腕骨-舍门；阳谷-申脉；养老-昆仑；支正-承山；少海-委阳、委中；臑俞-承扶。

5）手厥阴与足厥阴：中冲-大敦；劳宫-太冲；大陵-中封；郄门-蠡沟；曲泽-曲泉。

6）手少阳与足少阳：关冲-足窍阴；中渚-足临泣；阳池-丘墟；外关-绝骨；清冷渊-风市；四渎-阳陵泉；肩髎-环跳。

（5）郭贞卿带穴施术。

（6）郭贞卿天应施术。

（7）郭贞卿对应感应施术。

（8）皮、肉、筋、骨、脉、络、关节、腠理异常处施术。

2. 基本手法

（1）常用手法：郭贞卿砭术手法是一项专门的基本技能，要注意其运用技巧。作为手法，就不是一般的、简单的随意动作，而有一定规范和技术要求。严格地说，不讲究技巧的动作不能称之为法。这里介绍几种常用的砭术手法。

1）推法：用砭术器具着力于人体一定部位，作单方向的直线或弧形移动即为推法。运用时用力要稳，推进速度要缓慢，其中所达到的深度与推时用力大小有关，可达皮下组织、肌肉甚至骨骼和内脏。

2）按法：按是压，用砭术器具着力于人体一定部位，逐渐用力下压为按法。按压方向一般垂直，亦可略为偏斜。用力要由轻而重，稳而持续，使刺激充分达到深部。切忌用迅猛的爆发力，以免产生不良反应。

3）摩法：用砭术器具在体表一定部位，作环形而有节奏地抚摸称为摩法。用力较轻，力量仅达到皮肤和皮下组织，环旋频率可快可慢，当视病情需要而定。

4) 滚法：用砭术器具附着在体表一定部位，施以一定压力并作均匀的前后往返摆动，使砭术器具作来回滚动状称为滚法。着力点必须紧贴体表，不可离开或摩擦，滚动要灵活，压力要均匀，动作要协调而有节律，不可忽快忽慢。

5) 擦法：用砭术器具紧贴皮肤，用均匀而适中的压力作上下或左右直线往返摩擦，使之产生一定的热量，称为擦法。如果擦时滑来滑去失去控制，忽左忽右不在一条线上，那就不可能擦热，会影响治疗效果。

6) 击法：用砭术器具叩打或拍打人体一定部位即为击法。手法动作较为简单，但多属"刚劲"手法，运用不当足以造成不良刺激。运用时要刚中有柔，动作要协调、灵活，着力由轻而重，要有弹性，同时注意节律。

7) 梳法：梳法又称疏法，为梳理或疏通之意。用砭术器具接触体表治疗部位，作轻轻地单向滑动疏理，亦可左右轻轻摇动。

8) 拨法：拨法又称抻法，用砭术器具嵌入皮下、肌肉或筋缝中，恰当用力左右或上下拨动，使患者感到有轻度的酸胀感。选择施术部位一定要准确，拨动次数不可太多，以免造成不必要的损伤。

9) 揉法：用砭术器具于一定的部位或穴位上，作轻柔缓和的摆动，操作时用力要轻柔，动作要协调而有节律。

10) 搓法：双手持砭术器具两端，在一定的部位用力作快速搓揉，同时作上下或左右往返移动，操作时搓揉要快、移动要慢，此法一般作为砭术施术的结束手法。

11) 点法：用砭术器具小头端点压体表，点压方向与体表垂直，作用面要小，刺激量较按法大，常用在肌肉较薄的骨缝处。

12) 振法：用砭术器具一端着力在体表，前臂和手部的肌肉强力地静止性用力产生振颤动作，常用于全身各部位和穴位。

13) 抹法：用砭术器具紧贴皮肤，作上下或左右往返移动，用力要轻而不浮，重而不滞。

14) 拿法：两手各持一相同砭术器具相对用力，在一定的部位和穴位上进行节奏性的动作，用劲要由轻而重，不可突然用力，动作要缓和而有连贯性。

15) 剁法：手持砭术器具柄把，剁病人腹背或四肢各处，以激散其气，周身都可用剁法，而所剁之处，由上至下，距离适当。

(2) 补泻作用：砭术治疗中的补泻作用，乃是砭术手法刺激在人体某些部位，使人体气血津液、经络脏腑产生相应的变化。手法的补泻必须根据病人的具体情况,把手法的轻重、方向、快慢、刺激的性质与治疗部位结合起来,分述于下。

1)对软组织的"补""泻"作用:一般来说,凡刺激时间短,作用较浅,有兴奋作用的手法,就称之为"补";凡刺激的时间长,作用较深,对肌肉组织有抑制作用的手法,则称之为"泻"。

这种补泻原则是根据神经生理知识来决定的。在皮肤内存在两种不同的感觉神经,一种是兴奋效应神经,另一种是抑制效应神经。兴奋神经分布在皮肤的浅层,接受触觉刺激;抑制神经位于深层,接受压觉刺激。前者对刺激适应产生较早,所以称为快适应性纤维;后者对刺激的适应产生缓慢,故称为迟适应性纤维。快适应纤维对肌活动有促进作用,而迟适应性纤维对肌活动有抑制作用。

2)对内脏的"补""泻"作用:作用时间较短的重刺激,可抑制脏器的生理机能,此可谓之"泻";作用时间较长的轻刺激,可活跃兴奋脏器生理机能,此可谓之"补"。这种因手法刺激轻重所起的补、泻作用,其补泻的压力分界量,是随个人的体质和各个不同刺激部位受到刺激的阈值而异。在临床上则是以病人有较强和较轻微的酸胀来作分界量,这当然仅是一个近似值。

补泻除了与手法轻重有关外,还和具体的刺激部位有关。如大椎、陶道、身柱、神道、命门、气海、关元等穴,只要刺激都能起到补虚的作用,而八邪、八风、十宣、十二井等穴,只要刺激都会起到泻的作用。

3)频率方向与"补""泻"的关系:手法频率在一定范围内的变化,仅是个量的变化,但超过一定范围的变化,则可出现从量变到质变的飞跃。古人对频率与补泻关系的认识是:"缓摩为补,急摩为泻。"

用力单位面积相同的情况下,频率不同总能量不变,但频率低则能量扩散多,频率高则能量扩散少,根据这一特点,选择好补泻穴位,频率高则泻,频率低则补。

手法方向与补泻亦有关系,一般规律是:从上向下推为补,由下向上推为泻;从右向左转为补,由左向右转为泻(即顺时针转为泻,逆时针转为补);手法方向和在治疗部位移动的方向均为顺时针方向则为泻,手法方向为逆时针,而治疗部位移动方向为顺时针则为补(此种手法多用于腹部)。

(3)补泻手法:砭术的补泻手法有九种。

1)迎随补泻:向着经脉循行方向施用手法为补;逆着经脉循行方向施用手法为泻。

2)开合补泻:手法施毕后再施用镇定手法为补;手法施毕后不施用镇定手法为泻。

3)呼吸补泻:吸气时开始施术,呼气时砭木离开施术部位为补。

4)提插补泻:重压轻提九次为补,即压重些、快些,提轻些、慢些;轻压重提六次为泻,即压轻些、慢些,提重些、快些。

5)旋转补泻:迎经络走向旋转重些,逆经络走向旋转轻些九次为补;逆经络走向旋转重些,迎经络走向旋转轻些六次为泻。

6)轻重补泻:重叩为泻;轻摩为补。

7)缓急补泻:缓为补;急为泻。

8)久暂补泻:轻久为补;急为泻。

9)综合补泻:将以上各法的补泻综合起来,施行补泻,也即综合以上补法为一法,泻法为一法,进行连续施术。举例如下。

补:随经络走向而施术,行九阳术,九次一停,九九八十一次止,不已者,再行之。上法下,分三次步步深入按压之,一次放松压皮肤,慢慢紧压,压进则左右摆动,退则不摆动。呼气入砭术器具,吸气出砭术器具,最后轻揉施术部位。

泻:除行六阴之数外,一切与上相反。

(4)砭术的手法步骤:砭术施术时要注意选准穴位,恰当运用手法,同时还应注意具体操作步骤和方法。一般操作顺序是:先腹部(上腹、下腹、小腹),后进行背部、腰部、四肢(先上肢、后下肢),按照各部位的次序进行操作。

砭术施术时不论采取何种手法,用力轻重非常重要。一般来说,用力均须徐徐由轻到重,柔软缓慢,再由重而轻,以至慢慢停止操作,轻中有重,重中有轻,均忌粗暴、强揉硬推,以免伤害皮肤及组织器官,要使患者在接受此种治疗时,不会觉得突然和有恐惧感。

在砭术手法运用上,一般先用揉法,待病人适应后,再进行其他手法。揉是重点手法,揉后再进行按、点、压、推、拨等,最后以揉法结束。手法要均匀有力,持久柔和,以达到深透的目的。

3. 基本治法

(1)疏皮法:疏皮法之运用,以十二皮部理论为指导。十二皮部,是十二经脉机能活动反映于体表的部位,也是经脉之气所输注和布散的地方。人体皮肤的分布是各有所属和所主的,人体皮肤部位所属和经脉的循行密切相关,根据经络经过的部位和所起所止,就可以确定皮部的归属问题。比如:凡是阳明经脉循行和到达人体皮部的地方,不论手阳明经,或者是足阳明经,其皮肤的部位就属于阳明经皮部。一经如此,十二经亦然。

皮部与经脉的关系密切,与络脉就更为密切了。十二经脉所行止的皮肤部位,也就是十二经络脉在皮肤的分属部位。《素问·皮部论》云:"凡十二经络脉者,皮之部也。"明确地指出皮部和络脉的密切关系。由此可见,疏皮不仅能治表皮病变,且可治经脉病变,乃至脏腑病变,因为络 - 经 - 内脏可一脉相通。

疏皮法的临床作用:

1)防外邪入侵:在正常情况下,通过疏皮疗法可增进皮肤的功能活动,保持皮肤健康,增强其对病邪的抵抗能力,"虽有大风苛毒,弗能害也"。《医宗金鉴》说"凡外因百病之袭人,必先于表,表气壮则卫固荣守,邪由何入",从而达到防病的目的。

2)能除表浅之邪:《素问·阴阳应象大论》提出:"故善治者治皮毛,其次治肌肤,其次治筋脉,其次治六腑,其次治五脏……"当病邪侵入皮部,病邪尚未深入到经脉脏腑时,抓紧时机治疗皮部,就会收到事半功倍的效果。

3)能调内脏病变:因为十二经皆有皮部,疏皮部可调十二经气血流注,通过十二经亦可调内脏之功能,小儿捏脊可治疳疾等证即是证明,至于皮肤针之种种作用,就更有说服力了。

几种常用的疏皮方法:

1)挑挤法:用大小相等方十字架式砭术器具一对,双手各执一具,向施术皮部进行挤压,然后向上挑起,待皮肤落下后,再如法进行。皮肤挑挤发红后,即移动位置再行施术,可成片挑挤,亦可顺或逆经脉走向挑挤。

2)推挤法:用蛋形砭术器具一对,一手执一具放置于施术皮部不动,另一手执一具选适当距离向不动一方挤去,如此边挤边移动,方向与上节同。

3)梳刮法:用梳式砭术器具顺着皮部一定方向进行轻轻梳刮,患者有一种瘙痒感为宜。

4)滚疏法:用滚筒式砭术器具,在选定皮部上来回滚动,以患者有一种轻松瘙痒感为宜。

5)梳敲法:医者一手执梳式砭术器具梳皮,另一手执槌式砭术器具敲击。

(2)震肉法:脾主肌肉,脾气健则肌肉实。震动肌肉,使之气血活于其中,又可促脾之健运。如果顺着一定经络走向震动,就能影响相应经络,震动穴位肌肉,就能产生经穴效应。震肉一法,其作用比疏皮深,比舒筋浅,但正因其为震动,所以波及范围要广些。

震肉一法,主要使用较大之槌砭术器具或棒砭术器具,施用槌击之法。既曰震肉,首先强调震字,只有击中即离开方能产生震动,其次着力点要在于肉,浅在皮、深在筋骨均不恰当。施术时第一要有弹性;第二要在施术部位垫上浴巾,方可不伤表皮而入里震肉;第三要掌握好力度。

震肉法的临床作用:

1)舒筋通络:震肉能震动经络,使之通畅气血;经络不通之症,皆可通过震肉法以助消除。不通则痛,痛则肌肉势必紧张,肉紧张又加深不通之痛,震肉能消减肌肉紧张,就有助于打破这个恶性循环。

2)活血祛瘀:震肉不仅能解除肌肉紧张、痉挛,而且能促进气血运行,有活血祛瘀的作用。

3)行气解乏:体累疲乏,用震肉法后每能解乏,就其故,乃行气畅血之功。这种解乏作用,能用于各种疾病之辅助治疗,在康复中亦颇多用处。

4)补脾健胃:脾主肌肉,胃与脾相表里,震法能通过行气、活血、解乏等作用而达到补脾健胃的目的,临床施术后,患者每感食量增加就是很好的证明。

几种常用的震肉方法:

1)震法:即用槌砭术器具或棒砭术器具,从单一方向对肌体行震肉法。

2)对震法:即用一对槌砭术器具或棒砭术器具,从相对应的两个方向同时槌击,多用于四肢部位。亦可用一方垫在对侧,另一方进行槌击。

(3)剔筋法:剔筋法之实施,一是依据中医经筋学说的理论,一是依据关节部位为筋所会聚处来加以施术。

剔筋法的临床作用:筋的病变,寒则反折筋急,热则筋弛纵不收。不论是筋经的循行路线上的筋、肉、关节,或关节上的筋腱,发生病变后会出现板滞、麻木、疼痛、掣引、转筋、缓纵不收等症状,均要借助此法。

剔筋法主要用于四肢躯干以及全身关节部位,施术后可以起到如下临床作用:①能促进气血循环,从而加强肌肉组织及机体的营养物质吸收和排泄,缓解肌腱组织的疲乏。缓解肌肉痉挛,疏通狭窄,活血化瘀,软坚散结,止痛消肿。②可以提高筋骨肌肉的能力,增强韧带的弹性和活动性,防止其挛缩。可消除肌肉关节的挛缩、肿胀、板滞、麻木、转筋和纤维索条状的形成,防止肌纤维老化。③可以防治肌肉关节无力、萎缩、纵缓不收等病证。

几种常用的剔筋方法:剔筋疗法主要是以砭术器具作用于人体,通过对筋腱、肌肉的挑、拨、滚、压等机械力的作用,引起人体一系列生理变化。现将最常用的几种手法分叙于后。

1)挑拨法:用方十字形砭术器具,顺着筋经或筋腱走向,或反其走向行挑拨法,可根据病情需要以决定轻重、久暂,这种手法多用于关节部位,筋腱汇聚之处。

2)滚搓法:用棒砭术器具,双手各执一端,横着筋经走向,施适当压力,来回搓动,从上到下连续滚搓三至五遍;再用滚砭术器具,顺着筋经走向,从上到下连续滚搓三至五遍后,再用滚砭术器具,顺着筋经走向,从上至下顺滚四至六遍。这种手法适用于上下肢及背部。

(4)砭术点穴法:点穴法是术者用手指在患者的适当穴位上施用点按等手法以治疗疾病的一种医疗方法。这种方法广泛流传于我国民间,它以经络学说为主要理论依据,是我国人民几千年来与疾病作斗争的经验总结。砭术点穴法,就是用砭术器具代替手指,以按压穴位达到治疗疾病的目的。

砭术点穴法在内科、妇科、儿科中都有广泛用处,可根据不同病性,选用不同手法和不同穴位。

点穴法"从古为技击家所秘",因此砭术点穴在伤科中亦颇行之有效。

砭术点穴法的临床作用:

1)通经活络:砭术器具点按穴位,能使壅塞的经络通畅,郁滞的气血疏散,恢复经络气血正常循行,达到消除疾病的目的。

2)消肿止痛:因外伤风寒侵袭所致的肿痛,砭术点穴法能发挥较高的疗效。

3)活血散瘀:砭术点穴对活血化瘀有其长处,对外伤所致体表瘀血,效果尤其突出。

4)调整阴阳:砭术所点是经穴,通过经穴的合理配伍,再加上手法恰当,就能治愈阴阳失调所致的内伤杂症。

几种常用的点穴方法。根据所点穴位情况,选用不同大小砭术器具。

1)点按法:用砭术器具按压穴上,并由轻到重地行小幅度移位的揿压作用,直达组织深处。

2)点摩法:用砭术器具在穴位处来回搓摩或盘旋搓摩,以使经络流畅。

3)点推法

4)镇定法:用砭术器具在穴位处静按半分钟,能起到镇定与解痉作用,多用于各种方法施术之后的结束动作,能使患者的精神与局部肌肉松弛。

(5)通经法:"经脉者,所以行血气而营阴阳,濡筋骨,利关节者也",经络"内属于脏腑、外络于肢节",正因为如此,故而针刺强调得气,并谓气达病所方能取效。砭术施术,亦非常强调得气和气达病所。所谓气达病所,即得气后之感觉能顺经络而走达病所。这种治法在砭术施术中即谓之通经法。

通经法的临床作用。通经法就是在砭术施术过程中,要使经络有通畅的反应,也就是说,砭术通经法就是用砭术器具去调节经气而控制施术时感应使之向一定方向传导的一些方法。古人认为针刺感应传导的现象是气血运行的表现之一。因而针刺治病,就必须促使气血流畅,并使"气"向一定的部位运行。砭术通经法,其实质与针刺行气法相一致,只不过所用工具不同而已。

其临床作用大致为:

1)行气血:平时气血运行人体并无感觉,通过刺激使之有感应,此时气血之行无论从量和质而言,均大于平时若干倍,而气血又沿着一定方向通传,则对所传部位之作用亦大于平时若干倍。

2)通经络:大于平常若干倍量的气血通过不通畅的经络,就能疏通不通之经络,并荡涤不通经络中的积聚物,如痰湿风寒瘀等等。

有了上述两种作用,自然可以产生活血祛瘀和消痰除湿,去旧生新,强健机体之疗效。

几种常用的通经方法:

1)按压法:用砭术器具按压穴位或部位,使之发生酸麻胀的感觉,此时即称之得气。得气后就要再通过按压使气向预定方向传导。其控制传导方向有两法:一是砭术器具用力方向与预定传导方向一致;二是如欲感应向上,可用手压迫砭术器具以下穴位。

2)叩击法:用砭术器具叩击穴位或部位,得气后再叩击一会儿即会产生传导感应现象。控制传导方向,与上同。

几点说明:

1)按压、叩击,不仅得气而且能传导者,是气血流畅、经道不阻的健康征象,反之则为病态。

2)不通者,视其体质、病证、施至能通为止,所谓通有当日、有三五日、有五至十多天者不一。

(6)胸腹部常规施术法:胸腹部常规施术总目的在于降浊。

1)胸部常规施术:双手握同样砭术器具在左右气户穴区按摩半分至一分钟,使气下降,或用小槌击之得气并有走动的现象。然后用砭术器具一前一后,由天突穴区推至巨阙穴区,再由期门穴区推至章门穴区为一遍,连续推3~5遍。最后顺肋由中向两边分推,每肋间1次,推完为1遍,共2~3遍。完成后的病人感到心胸舒畅为手法成功。

2)腹部常规施术:顺次由鸠尾推揉至关元。重点揉中脘、建里、天枢、气海、关元数穴区。重点穴区要得气并有传导后,再转入下穴区。每次1~2分钟即可。待腹中有声后,即示气机疏通,然后旋转揉按章门、梁门穴区,按压天枢。两手抓提皮肤,由左带脉穴区抓提至右带脉穴区。最后梳任脉,由上至下,3~5遍即告完毕。胸腹部常规施术的目的在于降浊,肺为华盖,主肃降,属于胸中。

胃为水谷之海,肠主传导,均顺降为宜。

(7)背腰部常规施术法:背腰部常规施术总目的在于升清。施术重点穴区为肩井、哑门、风府、大椎、风门、肺俞、膏肓、脾俞、肾俞、长强。缓推风府、哑门穴区10~15次。按压双肩井穴区。然后由中向两边梳推两肋,3~5遍。

由大椎滚推至肾俞再滚推至大椎,如此3~5遍。

最后由长强穴区上推揉至肾俞穴为止,连续4~10遍。用槌击这一区域,使之有传导感完毕。

五、适应病证举例

仅示人规矩,临床灵活运用,不可刻舟求剑。

1. 感冒

(1)风寒型:先用砭术器具推挤胸椎两侧,从上至下3~5次;后点压曲池、列缺、大小鱼际、鼻部;另滚搓后项,槌敲背部。

(2)风热型:用砭术器具擦胸、背部,推风池、风府、大椎等穴。

2. 百日咳

(1)初期:用砭术器具推揉掌横纹3~5分钟,然后用泻法推肺俞、大椎、大小鱼际等穴。

(2)中期:先用砭术器具行胸部与背部常规施术法,后用泻法推大椎、天突、中府、列缺等穴。

(3)末期:先用砭术器具在肺俞穴区施推擦基本手法,后用补法揉大椎、中脘、膻中、太渊、肺俞等。

3. 支气管哮喘

(1)实证:患者取坐位,先用砭术器具在第1~5胸椎两侧施背部常规施术法;后着重按揉肺俞、脾俞、膏肓等穴,梳风池、风府、迎香等穴。

(2)虚证:患者取坐位,先用砭术器具在第1~5胸椎施推、揉等基本手法;后着重按揉肺俞、脾俞、膏肓、足三里、三阴交等穴,轻揉膻中、中脘等穴;最后梳风池、风府、天柱、肩井等穴。

4. **头痛** 先用砭术器具在第 1~7 颈椎两侧施推揉叩击等基本手法,然后按头痛部位和经络循行路线取穴施术。

(1)太阳经头痛:加用泻法推揉攒竹、天柱、昆仑、至阴等穴。

(2)阳明经头痛:加用泻法推揉头维、内庭、合谷等穴。

(3)少阳经头痛:加用泻法推揉中渚、外关、悬钟、阳陵泉等穴。

最后均在头部施砭术器具梳刮基本手法。

5. **胃下垂**

第一步:患者取仰卧位,先以鸠尾、中脘为重点,用砭术器具施腹部常规施术法;后以神阙、天枢、气海为重点,用砭术器具轻揉上述穴区 10 分钟;最后从少腹至鸠尾施摩揉术 5 分钟。

第二步:患者取俯卧位。先用砭术器具在第 8~12 胸椎两侧从下向上施剥筋术,后滚搓脾俞、胃俞、肾俞、命门等穴。

第三步:点揉双侧足三里、双侧三阴交等穴。

6. **慢性胃炎**

第一步:患者取仰卧位。用砭术器具点揉中脘、上脘、下脘、足三里、三阴交等穴。

第二步:患者取俯卧位。用砭术器具在第 5~12 胸椎两侧从上至下施剁击基本手法,然后着重泻法推按肝俞、脾俞、胃俞等穴。

第三步:用砭术器具在第 5~12 胸椎两侧从上至下施搓法。

7. **胃痛**

(1)实证:患者取俯卧位。用砭术器具在第 5~12 胸椎两侧用泻法施推、擦基本手法,然后着重揉、按脾俞、胃俞、肝俞、中脘、膻中等穴。

(2)虚证:患者取俯卧位。用砭术器具在第 5~12 胸椎两侧用补法施推、擦基本手法,然后着重轻揉脾俞、胃俞、中脘、命门、足三里、气海、关元、三阴交等穴。

8. **呕吐**

(1)寒吐:用砭术器具轻揉、擦劳宫、中脘等穴,使之产生热感。

(2)热吐:用砭术器具推天柱骨、三关等穴。

(3)伤食吐:在第 5~12 胸椎两侧用砭术器具施分推基本手法,然后揉中脘、脾俞、胃俞、足三里、三阴交等穴。

9. **腹痛**

(1)寒痛:用砭术器具推、擦劳宫、三关,揉滚神阙、中脘、关元等穴。

(2)伤食痛：用砭术器具在腹部施分推基本手法，着重揉天枢、胃俞、中脘、石门等穴。

(3)虚寒痛：用砭术器具推三关、揉劳宫、中脘、三阴交、足三里等穴。

(4)虫痛：用砭术器具推三关，揉神阙、建里、中都等穴。

10. 慢性肠炎 患者先取俯卧位。在第五胸椎至骶部之间先用砭术器具施背部推滚基本手法，然后着重轻揉脾俞、胃俞、大肠俞、肾俞、八髎等穴。再改取仰卧位，用补法滚搓气海、关元及足三里、三阴交至内有温热感为度。

11. 呃逆 患者取俯卧位。在第1~12胸椎两侧用砭术器具施叩击基本手法，然后在脾俞、胃俞、膈俞等穴用推拨法。再改取仰卧位，擦滚膻中、鸠尾、中脘、章门等穴。

12. 便秘 先取仰卧位。用砭术器具施腹部按、摩基本手法，接着重点按揉上脘、中脘、下脘等穴。再取俯卧位。在第一腰椎至骶椎两侧从上至下施叩击基本手法，推按脾俞、胃俞、大肠俞、八髎等穴。然后在第一腰椎至骶椎两侧施搓、滚基本手法。

13. 慢性肝炎 先用砭术器具在右梁门穴区、巨阙穴区施推、擦基本手法，点揉章门、中脘、水分、足三里等穴。后取俯卧位。点按肝俞、胆俞、脾俞、胃俞等穴。

14. 慢性肾炎 先取俯卧位。用砭术器具在第八胸椎至第五腰椎两侧施推、擦基本手法，再点揉胃俞、膏肓、脾俞、小肠俞等穴。然后取仰卧位。用补法揉搓梁门、章门、巨阙、水分、建里、水道、归来等穴区。

15. 遗尿 先取俯卧位，用砭术器具在第一腰椎至骶椎两侧施推、搓基本手法，再着重按揉肾俞、脾俞、胃俞、八髎等穴。然后取仰卧位，用补法按揉丹田、神阙等穴。

16. 遗精 取俯卧位，用砭术器具在第一腰椎至骶椎两侧施推、滚基本手法，然后点按肾俞、命门、太溪、八髎等穴。

17. 阳痿 先用砭术器具在第一腰椎至骶椎两侧间用补法施推、滚基本手法，围绕带脉滚3~5圈，然后按肾俞、三阴交、关元、百会、内关、太溪、中脘、足三里等穴。

18. 中暑

轻症：用砭术器具点刺人中、合谷、十宣等穴，然后在头、面部施梳刮基本手法。

重症：在第1~7颈椎间用砭术器具施剁击基本手法，然后点刺人中、合谷、十宣,按揉风池、风府、肩井等穴,最后在头、面部施分推、梳刮基本手法。

19. **高血压**　先取坐位,用砭术器具在左右梁门穴区分推2~4分钟。继从两耳后至肩井穴区分推5分钟,再施疏刮基本手法。最后着重点按揉涌泉、足三里等穴至有热感为度。

20. **肥胖**　先取俯卧位,沿夹脊穴用砭术器具施剁击基本手法,着重点揉脾俞、胃俞、肾俞、命门等穴。后取仰卧位,沿任脉、冲脉用砭术施推、搓基本手法,着重点按中脘、膻中、建里、三阴交、足三里等穴。

21. **神经衰弱**　先取坐位,在第1~7颈椎两侧用砭术器具从上至下叩击3~5次,然后对挤推按。着重点按太阳、百会、囟会、印堂、内关、神门等穴。

22. **面神经麻痹**　先取坐位,用砭术器具着重点掐患侧地仓、颊车、下关、承泣、印堂、太阳等穴,轻揉人中、承浆、攒竹等穴,继在双侧足三里、合谷、曲池等穴各施振法1分钟。后在患侧面部施搓、滚基本手法,以面部产生热感为度。

23. **三叉神经痛**　先用砭术器具在第1~7颈椎两侧从上至下施叩击基本手法,继在面部三叉神经分布区内施推揉术,着重点揉列缺、合谷、颊车、攒竹、鱼腰、太阳等穴。

24. **肋间神经痛**　先用砭术器具在发生疼痛的肋间施推、擦基本手法至局部产生热感,继在肋间施梳刮基本手法。

25. **癔症**　发作时:用砭刺或针灸点刺人中、承浆二穴。未发作时:先用砭术器具在两侧章门穴区施搓、擦基本手法,沿膻中至中极从上至下施推、擦基本手法,然后点揉心俞、肝俞、胆俞等穴。

26. **脱肛**　先取卧位,用砭术器具在腰、臀部施搓揉基本手法,着重点揉长强、百会、大肠俞、八髎等穴。继取仰卧位,用补法按揉中脘、气海、水道、归来等穴。

27. **荨麻疹**　先用砭术器具施胸部与腹部常规施术法,在胸锁乳突肌区施推擦基本手法,然后用泻法点按风池、风府、大椎、曲池、合谷、足三里等穴。

28. **惊风**

急惊风:用砭刺或针灸点刺人中、十宣、少商、合谷等穴,在肩井、风池、承山、委中、中脘、天柱、足三里、尺泽等穴区施推、振基本手法。

慢惊风:先用砭术器具在脊柱两侧用补法施推、寸叩基本手法,然后按揉中脘、脾俞、曲池、足三里、三阴交、委中等穴。

29. **月经不调**　先用砭术器具围绕带脉施推、揉基本手法,继沿任脉施推、寸叩基本手法,再按揉关元、气海、三阴交、复溜等穴,然后沿督脉施推、擦基本手法,以施术区产生热感为度。

30. **痛经** 一般在痛前施术。先取俯卧位,用砭术器具在第一腰椎至骶椎两侧施剁击基本手法,继而点掐肝俞、脾俞、肾俞等穴;然后按揉气海、三阴交、期门、章门等穴,以被施术处产生热感为度。

31. **闭经** 取俯卧位,用砭术器具在第一腰椎至骶椎两侧施剁、搓基本手法,继用补法点掐肝俞、脾俞、肾俞等穴;然后用补法按揉复溜、三阴交、膏肓、中脘、气海、归来等穴。

32. **急性乳腺炎** 先取坐位,用砭术器具在第一胸椎至骶椎两侧施剁、揉基本手法,继而着重点揉乳根、膻中、期门等穴,然后在患侧乳房上施轻擦基本手法及梳刮基本手法。

33. **慢性盆腔炎** 先取俯卧位,用砭术器具沿督脉、夹脊从上至下施推、擦基本手法,并点揉肝俞、脾俞、胃俞、肾俞等穴。然后改取仰卧位,着重揉擦中脘、水分、天枢、带脉区及三阴交等穴。

34. **假性近视** 取仰卧位,先用砭术器具从印堂穴开始,分推前额3~5分钟,并着重点揉攒竹、鱼腰、丝竹空等穴。继在睛明、瞳子髎、承泣、四白等穴施振颤基本手法。最后在整个施术后的穴位区施梳刮基本手法。

35. **耳鸣、耳聋** 先用砭术器具在第2~5颈椎两侧施推搓基本手法,在翳风、听会、听宫、风池、后溪、偏历等穴施振法,振后在所施术穴区再施滚、揉法,以被施术区产生热感为度。

36. **慢性咽炎** 取坐位,先用砭术器具在第1~7颈椎两侧施叩击基本手法,继而点按风池、风府、翳风、哑门等穴,分推左右肩井、肺俞等穴,再推揉太渊、合谷、大小鱼际、孔最等穴。

37. **类风湿性关节炎**

(1)局部调理:上肢:用砭术器具从肩至手尖施推法,点按肩髃、曲池、少海、手三里、合谷、八邪、中渚、二间、三间等穴,再在所施术区行滚动基本手法。

下肢:用砭术器具从环跳穴至趾尖施剁击基本手法,点按风市、膝眼、阳陵泉、足三里、解溪、昆仑、冲阳、太冲等穴,然后在所施术穴区行搓、擦基本手法。

不论上下肢,均配以医生和患者摇、屈、伸大小关节等活动。

(2)整体调理:用砭术器具沿脊柱两侧行背部常规施术法,继而推拨夹脊穴,点揉肾俞、命门、脾俞、腰阳关、长强、八髎等穴,然后从下向上施搓滚基本手法,必要时可配合前俯后仰、抬腿等辅助活动。

38. **颞颌关节功能紊乱** 用砭术器具按揉两侧耳门、上关、下关、翳风、颊车、听宫、听会、合谷等穴,点拨上、下关等穴,然后在所施术穴区施滚动术,以被施术区产生热感为度。

39. 颈椎病 用砭术器具在第1~7颈椎两侧施推法,在夹脊穴施拨法,点揉风池、风府、肩井、大椎、天宗等穴,然后点按双侧缺盆穴。

(1)神经根型:加点揉肩髃、臂臑、曲池、手三里、合谷等穴。

(2)交感神经型:加点揉百会、上星等穴。

(3)脊髓型:加点按夹脊、足三里、三阴交、百会等穴。

各型施术后,均需在医生的指导下作前屈、后伸、左右旋转及提颈等活动。

40. 颈扭伤 先用砭术器具点压双侧承山、承筋等穴,继而分推第1~7颈椎两侧和肩井穴区,轻轻揉拨痉挛的肌肉,再点揉风池、风府、大椎、肩井、天宗等穴,然后在所施术穴区施梳刮基本手法。

41. 落枕 用砭术器具在第1~7颈椎两侧及斜方肌处施叩击基本手法,然后点按风池、风府、天柱、肩井、天宗等穴,最后行分推术。

42. 肩周炎

初期:在患侧肩关节周围从上至下用砭术器具施搓擦基本手法,继而点振肩髃、肩髎、肩贞、合谷、曲池等穴,每穴各振2~4分钟。

中期:用砭术器具在患侧肩关节周围从上至下施滚擦基本手法,至内产生热感,然后点按条口、承山、曲池、合谷等穴,在肩髎、肩贞、天宗、肩内陵等穴施轻拨基本手法。

后期:用砭术器具在患侧肩关节周围从上至下施剁击基本手法,揉、拨秉风、肩贞、肩髃、臂臑、曲池、肩内陵、肱二头肌长短头腱及天宗等穴。粘连较广泛者,需适度渐进主动和被动锻炼肩关节。

43. 肱骨外上髁炎 用砭术器具在肘部施推、揉基本手法,然后点按合谷、外关、手三里、曲池、曲泽、肘髎等穴,着重揉拨痛点及曲池等穴,并帮助和教会患者做一些相关辅助活动。

44. 肱骨内上髁炎 用砭术器具在肘部施推揉基本手法,然后点按合谷、外关、手三里、少海、小海、青灵等穴,着重揉拨痛点,并帮助和教会患者做一些相关辅助活动。

45. 腕关节痛

急性损伤:根据受伤的程度和部位,分别用砭术器具选揉曲池、曲泽、外关、少海、通里、神门、尺泽、列缺、太渊、养老等穴,手法宜轻。

慢性损伤:用砭术器具按揉阳池、阳谷、阳溪、合谷、太渊、养老、神门等穴,然后在施术后的穴区施滚法。术后嘱患者作左右旋转的功能辅助锻炼动作。

46. 腰痛

(1)急性腰痛:用砭术器具在痛处施叩击基本手法,然后点按悬钟、委中、承山、承筋、阳陵泉等穴。

(2)寒湿腰痛:用砭术器具在腰部施推揉基本手法,然后点按跗阳、肾俞、大肠俞等穴。

(3)肾虚腰痛:用砭术器具在腰部施搓擦基本手法,然后点揉命门、肾俞、委中、环跳、志室、太溪等穴。

47. 腰腿痛　患者取俯卧位,将腰臀部暴露,用砭术器具叩击八髎穴,以叩击部位产生传导感应为止。继推拨居髎、环跳、承扶,点按委中、承山等穴。最后在八髎至昆仑从上至下(痛在内后侧沿足太阳膀胱经,痛在外侧沿足少阳胆经)施搓法 3~5 次,搓至穴位处时均反复搓 30s 再前行。

48. 膝关节痛

急性期:用砭术器具点按血海、阳陵泉、阴陵泉、内外膝眼、三阴交、足三里、梁丘、承山、承筋等穴,继而先轻揉后梳刮膝部及周围区域。

慢性期:在急性期治疗方案基础上加作膝关节锻炼动作。

49. 踝关节痛

急性期:用砭术器具点揉风市、足三里、悬钟、承山、承筋、太溪、昆仑、商丘、中封、照海、解溪等穴,然后轻推、轻揉踝部以散瘀消肿止痛。

后期:用砭术器具在痛点区施叩击基本手法,继而推、拨太溪、昆仑、商丘、中封、照海、解溪等穴,然后施松解手法,并嘱多作功能锻炼。

50. 痿证

(1)上肢痿:用砭术器具在第 1~5 胸椎两侧及患肢施剁击基本手法,然后推揉天柱、大椎、肩井、曲池、外关等穴,最后梳刮上肢。

(2)下肢痿:用砭术器具着重在腰骶部及患肢施剁击基本手法,然后点按揉推八髎、环跳、伏兔、足三里、阳陵泉、解溪等穴,最后梳刮患肢。

六、注意事项

1. 砭术作用于人体,较单纯用手施术其阳刚之性更为明显,故须刚柔相济,以柔达刚,才有利无弊,手法宜平稳协调,着力宜柔和深透,不浮不滞,切忌爆发力。

2. 揉法是最基本的手法,砭术施术一般均先用揉法,待患者适应后,再进行其他手法,最后多以揉法、梳刮结束。

3. 患者体位力求舒适,肌肉充分放松,情绪轻松自如。

4. 被施术部位的皮肤应保持清洁卫生,如遇擦伤或裂痕,一般不宜施术。

5. 进餐前、后 1 小时内,极度疲惫与酒醉后均不宜施术。

6. 各种急性传染病期间,胃、十二指肠溃疡出血,脓肿,皮外伤,各种烫伤、火伤患部,皮肤病病灶区,各种恶性肿瘤局部,开放性创伤,新伤骨折,新伤关节脱位,孕妇腹部腰骶部均忌用本疗法。

7. 总之,用砭术疗法去防病、治病、养生是一种高难度、高技巧的技术活动,切不可视为简单事情,就像纸和笔一样,用同样的东西并不是人人都能写出好的书法作品、绘出上乘画作。要想个人水平达到一定高度,就必须付出长期艰辛的努力。

附篇　郭贞卿砭术传承脉络

"博济生堂"为川南郭氏福善堂医学世家悬壶堂号，清代庠生熙臣祖于清宣宗道光十一年(1831)正式挂牌，距今已190多年历史，整个医学源流200余年。每代人中多有绝技，造福患者。

"博济生堂"取博极医源、慈济众生之意。在荣县、资中、威远开有数处药堂。很多社会贤达、名人雅士都为之书写堂号或题词：如晚清状元、四川国学院院长骆成骧；翰林、江西道监察御史赵熙；四川武备学堂教官王伯乔等等。

郭贞卿(1892—1983)，四川威远县人，出身于中医世家，是郭氏博济生堂中医家族第四代传人，早年求学于四川国医学院，得李斯炽、邓绍先等名师指点，除精通中医内、妇、儿科内治诸法外，也长于针灸、推拿、药物外用等法，尤以一指禅点压推拿术为绝。学术上主张采用中医综合疗法治疗各种疑难病症，临证七十余年，救人无数。19世纪50年代在父辈砭术器具点穴的基础上，用木、石、竹、骨、玉、金属等加工成槌式、棒式、蛋式、滚筒式等更多砭术器具，更逐渐与她数十年的砭术、针灸、药治、导引经验融合在一起，形成一种多宝合璧的郭贞卿砭术疗法。这种疗法不仅能治常见病、多发病，在防病治病、保健康复中能广泛运用，而且对许多慢性劳损性疾病痼疾、慢病难症痼疾也有非常好的疗效，如脑萎缩、小儿脑瘫、脑供血不足、截瘫中风偏瘫、脑外伤脑手术后遗症、面瘫、智力障碍、老年失智、帕金森病、矫正肢体畸形、中年早衰、老年衰弱等等。

郭贞卿砭术疗法以中医脏腑学说理论、十二经脉理论、十二经皮部理论、筋经学说理论为指导，融汇针刺、推拿、刮痧、点穴、拍打、膏摩等法于一炉，几种疗法相互之间互补、相得益彰，并在很大程度上综合按摩疗法与针刺疗法的优点而自成体系。19世纪60年代郭贞卿将独创的郭贞卿砭术疗法传于其子张传贤，后又传给郭氏博济生堂中医家族第六代传人长孙张斯特、孙女张斯杰，侄孙郭剑华。

郭贞卿支脉传统砭术疗法首次于1987年在全国首届非药物疗法学术讨论会上向学术界公开并演示，受到全国与会代表的高度重视。同年四川电视台录制电视片《郭贞卿砭木健身疗法》，多次播放，并获得1988年度西南五省区市优秀电视节目三等奖,在西南地区产生了较为广泛的影响。1989年郭剑华先生参加首届世界传统医学康复大会,论文在大会宣读,并做了精彩的演示,受到国内外传统医学工作者的青睐。1990年应邀参加了在北京召开的国际传统医学大会。1994年、1996年应美国中医药学研究院的邀请,在美国加州讲学和演示,受到美国中医界同仁的热烈欢迎,在美国洛杉矶还成立了"郭氏砭木疗法研究会"。2002年11月作为国家级中医药继续教育课题专题主讲。2002年砭术器具收藏于成都中医药大学医史博物馆,2020年传统砭术获评龙泉驿区中医药类非物质文化遗产。

郭贞卿长孙张斯特,博济生堂郭贞卿支脉第六代子孙代表性传承人,中医副主任医师。幼承庭训,以一脉家传为基,传承砭术:1989年,在梓潼县中医院组建砭术康复专科;1993年,在成都市龙泉驿区成立以砭术治疗为主的诊所。总结前人经验,著书立说:详细阐述了郭贞卿砭术疗法的理论、诊疗方法特点、施术心法以及器具制作工艺等,形成了系统的诊疗思想及医法纲要,成为指导博济生堂人临床实践的基本准绳。

现在,传统砭术非物质文化遗产代表性传承人、博济生堂第七代传人张蕾及严伟、杨鉴、董芳、王刚、黄大祥、耿丹、王善媛等;博济生堂第八代传人杨知予、王富疆、卢贵伦、田玉琼等,挑起了继承并发扬郭贞卿砭术疗法这项历史悠久的中医药绝技的重担,努力开拓,争取不辱使命,再创佳绩。